AF784342

Trutt

Parkinson – das Übungsbuch

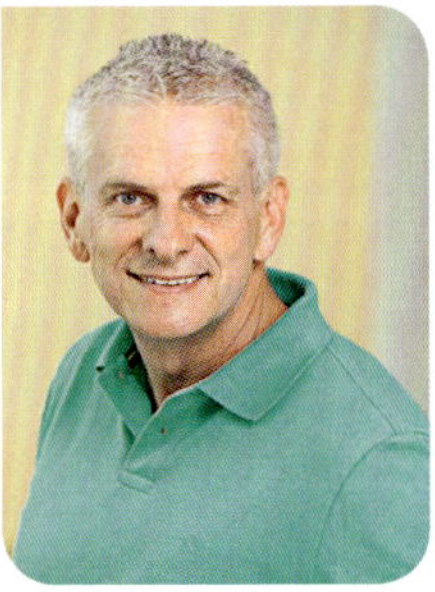

Elmar Trutt ist leitender Physiotherapeut an der Parkinson-Klinik Ortenau. Zudem hält er regelmäßig Vorträge für Patienten, Therapeuten und Ärzte. Aufgrund seiner langjährigen Erfahrung weiß er, wie beängstigend die Diagnose »Parkinson« für die Betroffenen ist. Er weiß aber auch, wie man dazu beitragen kann, Kraft, Koordination und Motorik, und somit auch das Lebensgefühl, zu verbessern. Sein Motto: »Sie als Patient sind Ihrer Krankheit nicht hilflos ausgeliefert – durch konsequentes Üben und konzentriertes Training Ihres Körpers können Sie aktiv Ihren Teil dazu beitragen, möglichst lange mobil zu bleiben und den Verlauf Ihrer Erkrankung zu mildern.«

Elmar Trutt

Parkinson – das Übungsbuch

Aktiv bleiben mit Bewegungs-Übungen

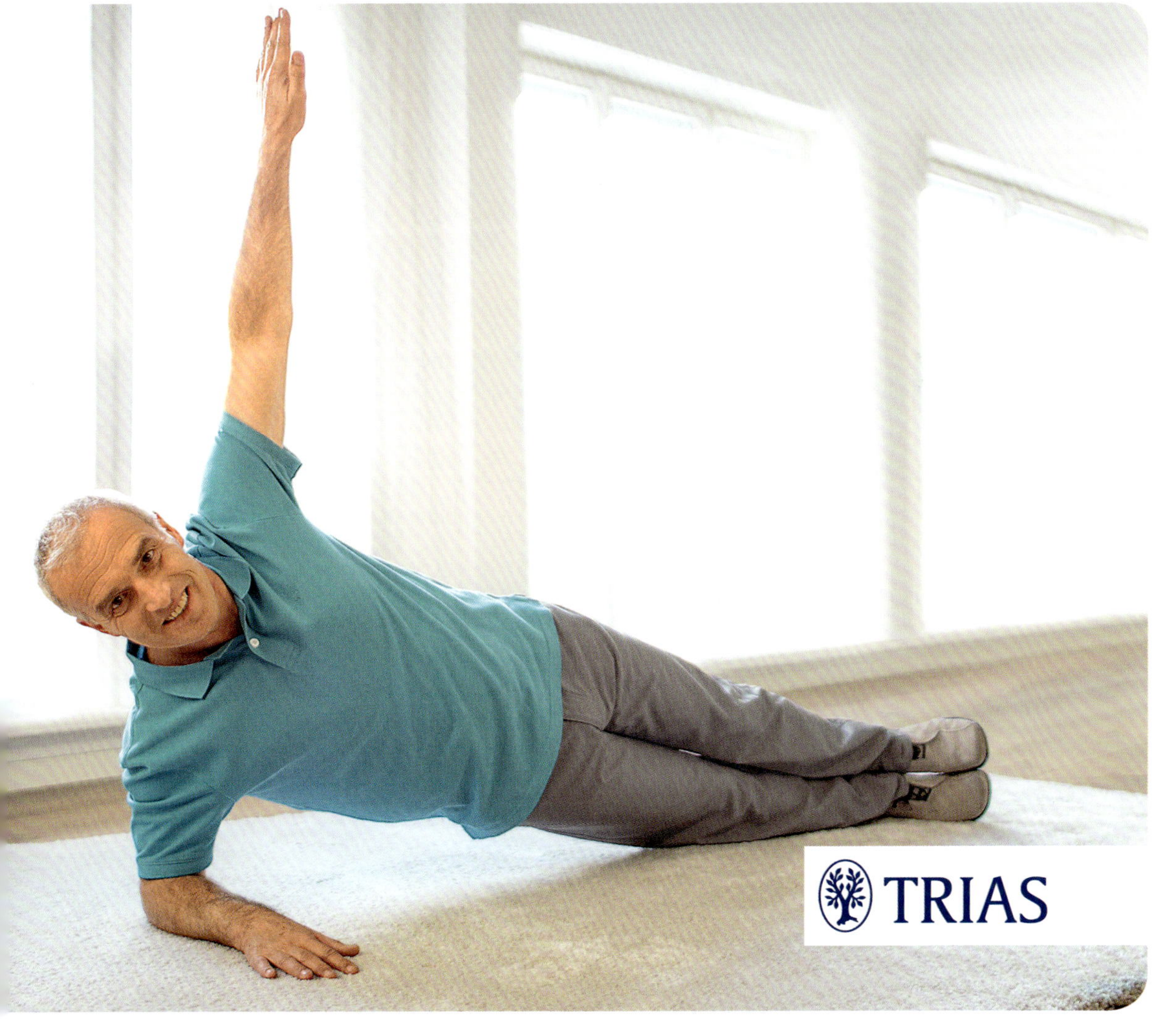

TRIAS

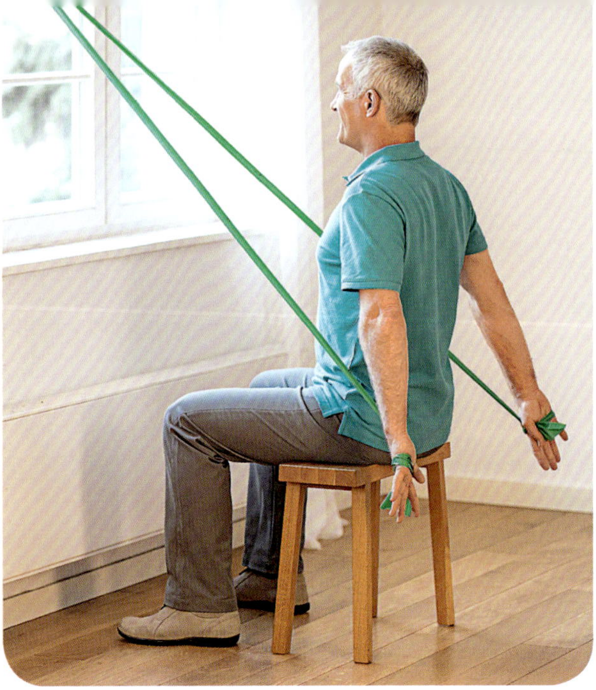

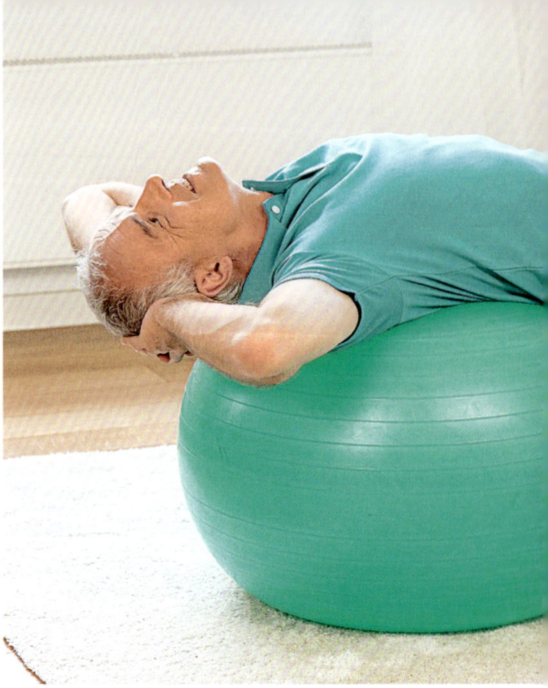

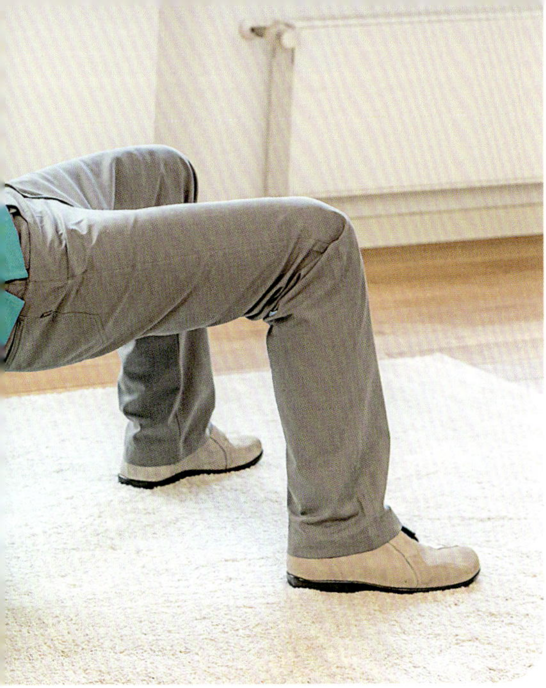

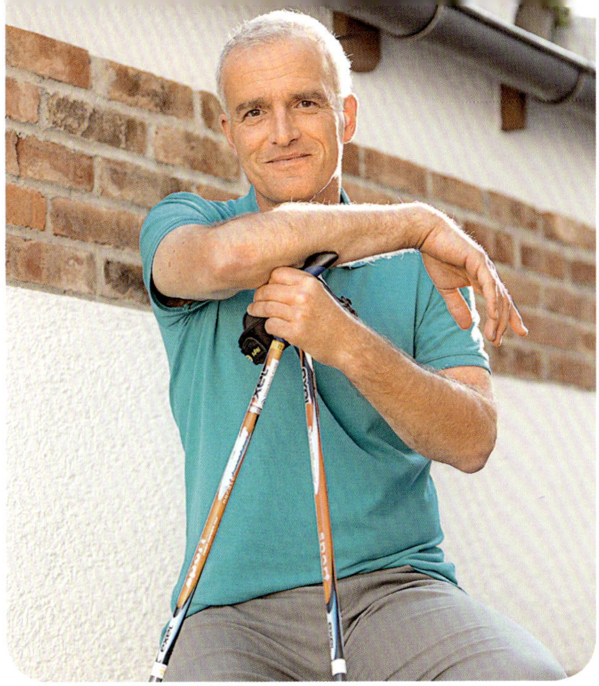

Exkurse

Liebe Leserin, lieber Leser,

auch wenn es gute Medikamente für das idiopathische Parkinson-Syndrom gibt, haben es Betroffene selbst in der Hand, ihre Motorik, also Beweglichkeit, mit Übungsaktivitäten, Strategien und Bewegung bestmöglich zu erhalten. Die alltägliche Erfahrung und auch viele Untersuchungen zeigen, dass körperliches Training und die Schulung der Wahrnehmung beweglicher halten und sie deshalb ein wesentlicher Bestandteil der Therapie sind. Verstehen Sie Training und Medikamente nicht als gegensätzliche Ansätze! Beide Aspekte ergänzen einander. Eine gute Einstellung über Medikamente ist eine Grundvoraussetzung für Bewegung und somit auch unverzichtbar, um üben und trainieren zu können.

Das Buch gibt Ihnen und Ihren Angehörigen sowie Ihren Therapeuten viele Empfehlungen und Übungen, die Sie trainieren können. Gleichzeitig sollte Sie das nicht davon abhalten, sich physiotherapeutisch betreuen zu lassen. Mit den Übungen, die Sie im Buch finden, haben Betroffene und spezialisiert arbeitende Therapeuten gute Erfahrungen gemacht. Wichtig für Sie ist, dass Sie nicht unzählig viele verschiedene Übungen durchführen, sondern sich einige heraussuchen, die Sie regelmäßig mit Freude praktizieren.

Neben Übungen und Trainingsvorschlägen finden Sie in diesem Buch auch Tipps und Anregungen für schwerer betroffene Menschen und deren Angehörige. Themen wie Körperlagewechsel im Alltag sowie Stürze und Hilfsmittel haben ihren Platz. Sie sollen helfen, den Alltag besser und sicherer zu bewältigen.

Mein großes Anliegen an Sie, liebe Betroffene: »Machen Sie es dem Parkinson etwas schwerer und ärgern Sie ihn mit Bewegung!« Sie selbst sind in der Verantwortung, mit den durch das idiopathische Parkinson-Syndrom hervorgerufenen Schwierigkeiten so gut wie möglich umzugehen.

Es grüßt Sie herzlichst

Ihr
Elmar Trutt

Geleitwort

Morbus Parkinson gehört mit einer Prävalenz von 0,1–0,3 Prozent in Europa zu den häufigsten neurogenen Erkrankungen. Die Behandlung von Patienten mit Morbus Parkinson bleibt für die Physiotherapeuten eine Herausforderung. Eine Vielzahl von Problemen, die im Krankheitsverlauf auftreten, wie zum Beispiel Gang- und Gleichgewichtsdefizite spricht nur unzureichend auf Medikamente an. Aus diesem Grund spielt die Physiotherapie neben anderen nichtmedikamentösen Therapien eine wichtige Rolle in der erfolgreichen Behandlung von Patienten mit Morbus Parkinson.

Es gibt mittlerweile Studien, die zeigen, dass eine gezielte Therapie die parkinsonspezifischen Symptome und deren sekundäre Folgen hinauszögern oder reduzieren können. Daher ist Bewegung unumstritten ein wesentlicher Bestandteil der Gesundheitsfürsorge. Besonders Parkinson-Patienten mit ihrer Beeinträchtigung der Beweglichkeit können und sollten von einem ausgewogenen Bewegungs- und auch individuell angepassten Sportprogramm profitieren. Auch die gerade erst verabschiedete S3-Leitlinie betont noch einmal die positiven Effekte regelmäßiger Übungen im Hinblick auf die Symptomatik bei Parkinson-Patienten. Viele Studien haben dies nachhaltig dokumentiert und es entspricht dem heutigen Wissensstand, dass gerade regelmäßiges Bewegungstraining einen positiven Effekt auf die Symptomatik bei Parkinson-Patienten hat. Dabei sind auch die Angehörigen miteinzubeziehen, denn sie können auf diesem Wege mithelfen, die Lebensqualität von Parkinson-Patienten nachhaltig zu verbessern.

Bei der vorliegenden Lektüre des Parkinson-Übungsbuches wünschen wir Ihnen viel Freude und hoffen, dass Sie auf diesem Wege die ärztlichen Bemühungen durch entsprechende begleittherapeutische Übungen zu Ihrem eigenen Wohl unterstützen und die Anregungen im täglichen Leben umsetzen können.

Friedrich W. Mehrhoff,
Deutsche Parkinson Vereinigung e. V., Neuss

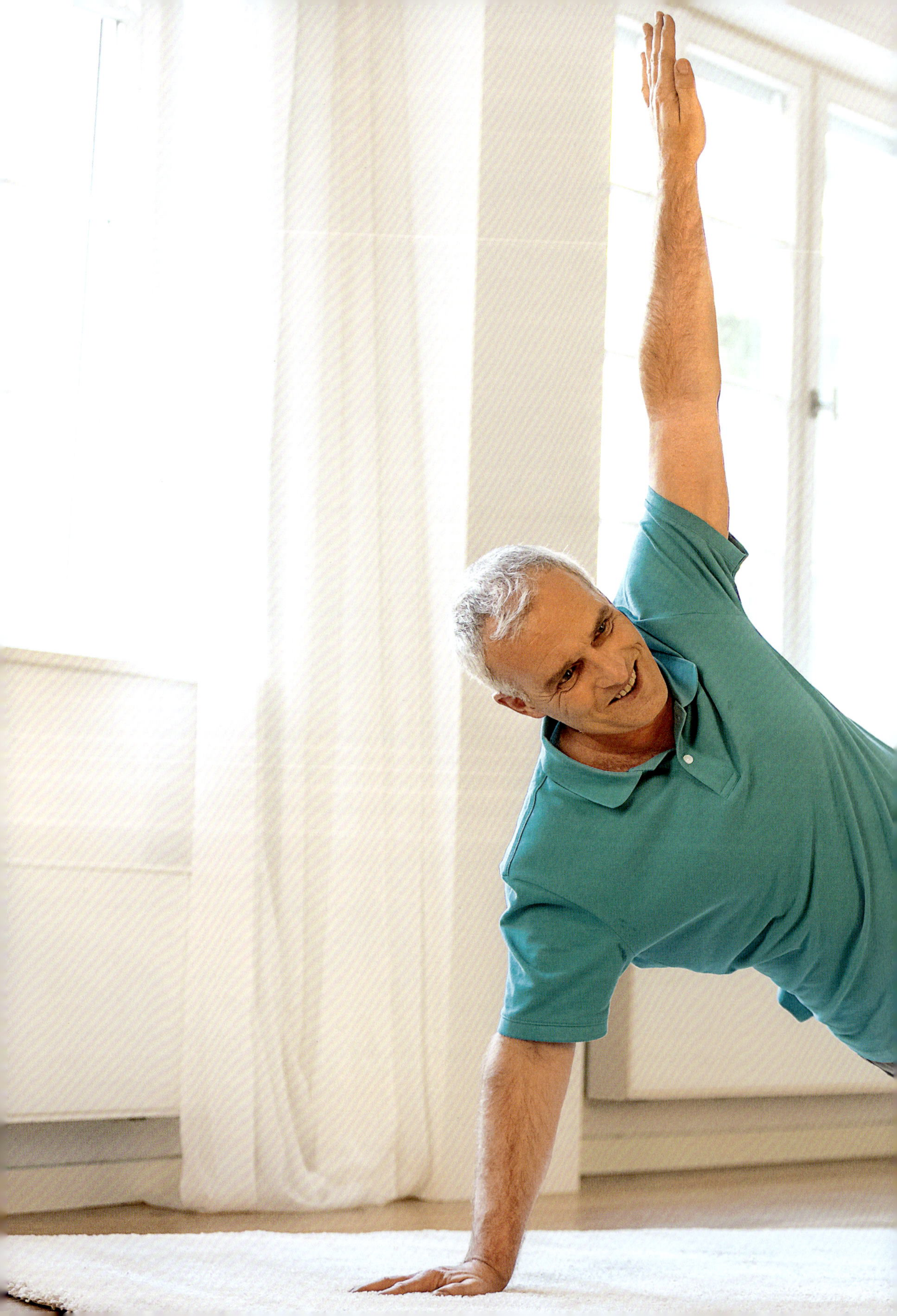

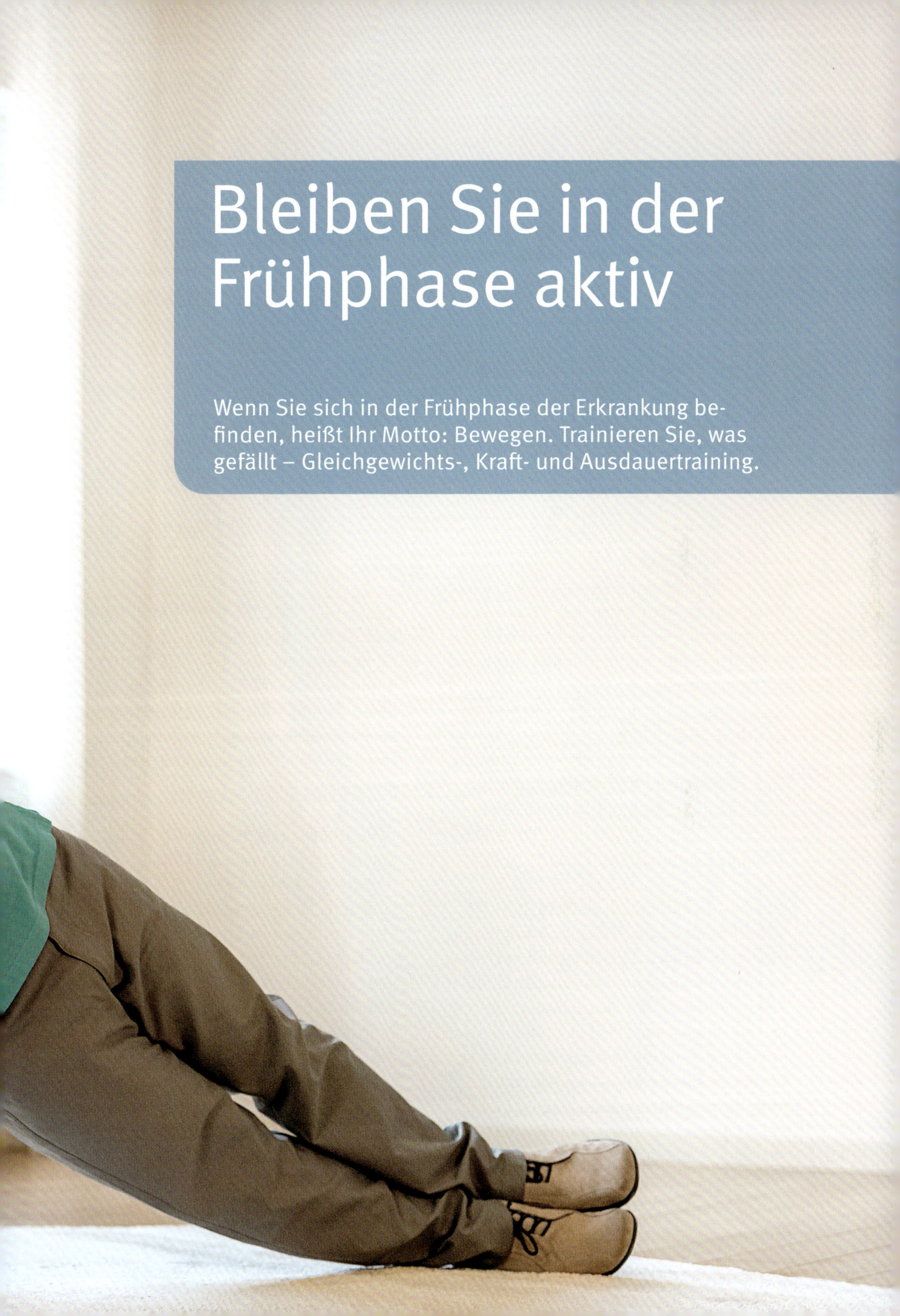

Bleiben Sie in der Frühphase aktiv

Wenn Sie sich in der Frühphase der Erkrankung befinden, heißt Ihr Motto: Bewegen. Trainieren Sie, was gefällt – Gleichgewichts-, Kraft- und Ausdauertraining.

Warum als Parkinson-Betroffener aktiv sein?

Finden Sie Ihren Weg, den Körper zu trainieren. Alles, was man heute weiß, deutet darauf hin, dass Sie die Parkinson-Erkrankung mit Bewegung positiv beeinflussen können.

Körperliche Aktivitäten, z.B. als länger andauerndes Trainieren mit vielen Wiederholungen, beeinflussen die Durchblutung und die Verschaltungen im Gehirn. Das konnten mehrere Untersuchungen nachweisen. Sportliche Aktivitäten sorgen außerdem dafür, dass der Körper vermehrt Dopamin produziert. Geeignete Aktivitäten sind z. B. Tanzen, Nordic Walking/Wandern, Tai Chi Chuan, Qi Gong, Rad fahren, Schwimmen, Box- und Karatetraining, Pilates.

Das Ziel der Aktivitäten ist nicht, dass Sie sich völlig erschöpfen oder gar komplett unbeweglich werden. Passen Sie die Aktivität an Ihre individuelle motorische Situation an. Zudem gilt: Je früher Sie im Krankheitsverlauf mit intensivem Üben beginnen, desto größer scheinen die Verbesserungen zu sein. Ein Beispiel: Mit einem 4-monatigen Training, das aus aktiven und passiven Mobilisationsübungen bestand, konnte ein Parkinson-Betroffener mit drei Übungsstunden pro Woche sein Gleichgewicht und seine Körperhaltung deutlich verbessern. Betroffene mit geringerer körperlicher Einschränkung und kürzerer Krankheitsdauer verbesserten sich beim Gehen deutlicher als Betroffene mit längerer Krankheitsdauer und mit stärkeren Einschränkungen. Aufgrund dieser Erkenntnisse wird zunehmend diskutiert, ob regelmäßige Ausdaueraktivität den Krankheitsverlauf mildert oder gar verzögert.

Viele Studien zeigen, dass sich in den frühen Stadien der Erkrankung (Höhn & Yahr I-III) die Motorik verbessert, wenn Sie über einen längeren Zeitraum (sechs bis zwölf Wochen) intensiv trainieren. Ein entscheidender Faktor dabei ist Ihre Motivation! Die Bewegung wirkt positiv auf Stimmung, Schmerzen, Kraft, Gleichgewicht, Schrittlänge und Schrittgeschwindigkeit sowie Aktivitäten des täglichen Lebens.

Auch viele andere Therapieansätze und Ausdaueraktivitäten führen zu guten Ergebnissen. Beispiele sind physiotherapeutische Behandlungen wie Lokomotionstraining auf dem Laufband, Gleichgewichts- sowie

Koordinationstraining und parkinsonspezifische Verfahren wie die LSVT/BIG-Methode (Seite 46) und andere Aktivitäten und Übungen für die Frühphase (Seite 48–57).

Was Sie beim Üben beachten sollten

Einige Aspekte sollten Sie bei Ihrem Training stets beachten:

- Trainieren Sie nicht direkt nach den Mahlzeiten (besser circa zwei Stunden später).
- Falls Wirkschwankungen der Medikamente bestehen, trainieren Sie immer in Phasen mit einer guten Medikamentenwirkung (On-Phase).
- Machen Sie beim Üben immer möglichst große Bewegungen. Versuchen Sie, diese auch im Alltag zu praktizieren. Damit wirken Sie den kleiner und langsamer werdenden Bewegungen (Hypokinese und Bradykinese) entgegen. Das heißt: Sie sind ständig im Trainingslager, denn der Alltag ist die beste Übungsplattform. Versuchen Sie, die großen Bewegungen in Ihrer täglichen Routine einzusetzen.
- Die Übungen sollten Sie nicht überfordern, aber auch nicht unterfordern. Es ist wichtig, dass Sie Ihre individuelle Leistungsgrenze erkennen und das Training darauf abstimmen. Für das Ausloten Ihrer Belastbarkeit sollten Sie Ihren betreuenden Therapeuten zurate ziehen.
- Sind Ihre körperlichen Einschränkungen eher gering, sollten Sie Trainingstage festlegen und mindestens drei- bis viermal die Woche 30–60 Minuten üben.

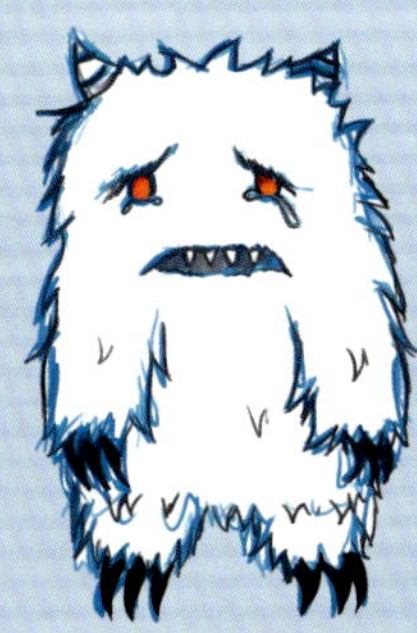

Parkinsonmonster ärgern

Vielen Betroffenen hilft es, sich das Parkinson-Syndrom als Monster vorzustellen. Und das ist dann traurig, wenn Sie körperlich aktiv sind! Denn das hält das Monster klein. Bieten Sie dem Parkinson-Syndrom die Stirn. Üben und trainieren Sie kontinuierlich und beginnen Sie damit möglichst früh – nutzen Sie auch spezifische physiotherapeutische Verfahren, die Ihre motorischen Fähigkeiten verbessern.

- Sind Sie schwerer betroffen, können Sie zeitlich oft nur kurze Übungsphasen durchführen. Auch dann: Üben Sie durchaus täglich, entsprechend Ihrer Belastbarkeit.
- Haben Sie Gleichgewichtsprobleme und besteht die Gefahr, dass Sie stürzen, wählen Sie Ihren Übungsplatz so, dass Sie abgesichert sind. Am besten, Sie trainieren in einer Zimmerecke mit dem Rücken

Welche Schwierigkeiten können beim Üben auftreten?

Schwindel und Benommenheit

- Maßnahme 1: Halten Sie Rücksprache mit Ihrem Arzt – hat er grünes Licht gegeben, beachten Sie Maßnahme 2–4.
- Maßnahme 2: Trainieren Sie mit weniger Intensität; tritt keine Besserung ein, pausieren Sie kurz und versuchen Sie es danach erneut.
- Maßnahme 3: Achten Sie darauf, ausreichend zu trinken. Im Zweifelsfall lieber ein Glas Wasser mehr!
- Maßnahme 4: Messen Sie Ihren Blutdruck, da es in seltenen Fällen zu einem belastungsabhängigen Blutdruckabfall kommen kann. Ist das der Fall, sollten Sie besser im Beisein einer Person trainieren.

Krampfende, schmerzhafte Muskulatur

- Maßnahme 1: Machen Sie eine Pause und versuchen Sie, danach weiterzumachen.
- Maßnahme 2: Reduzieren Sie den Schweregrad der Übung.
- Maßnahme 3: Dehnen Sie die betroffene Muskulatur mit den Übungen auf Seite 14 und trainieren Sie danach mit etwas weniger Intensität weiter.

Zunehmende Sturzneigung

- Maßnahme: Wählen Sie leichtere Übungen. Falls die Sturzneigung bleibt: Üben Sie bitte mit Festhalten.

Zunahme des Tremors

Das ist oft bei Anstrengung und bei Aufregung der Fall, sollte Sie aber nicht vom Üben abhalten.

Beweglichkeit lässt nach

Meist verschlechtert sich die Beweglichkeit dadurch, dass die Wirkung der Medikamente nachlässt.

- Maßnahme: Brechen Sie das Training ab und nehmen Sie das Training in einer guten Phase wieder auf.

Körpertemperatur regulieren

Durch die Erkrankung verringert sich bei etwa der Hälfte der Betroffenen die Fähigkeit, die Körpertemperatur zu regulieren, und die Hitzetoleranz sinkt ab.

- Maßnahme: Trainieren Sie deshalb nicht bei zu großer Hitze, in direkter Sonne oder bei zu hoher Zimmertemperatur.

Training stoppen

Bitte stellen Sie das Training ein und wenden Sie sich an Ihren Arzt bei:

- Engegefühl oder Schmerzen in der Brust
- außergewöhnlicher Atemlosigkeit
- ausbleibenden Herzschlägen oder unrhythmischen oder hochfrequenten Herzschlägen
- Übelkeit
- kalten Schweißausbrüchen

zur Ecke stehend. Sie sollten sich jederzeit festhalten können. Entfernen Sie gefährliche Gegenstände, die eventuell im Weg stehen. Ein Angehöriger könnte mit seiner Anwesenheit zusätzlich für Sicherheit sorgen.

- Achten Sie auf einen gut beleuchteten Übungsplatz.
- Falls Sie als Medikament Betablocker einnehmen, sollten Sie nicht in extremen Belastungsbereichen trainieren.
- Da Ihre Wahrnehmung für die Bewegungsausmaße verändert ist, können ein Spiegel oder ein Angehöriger für Sie als Korrekturhilfe sehr von Vorteil sein.
- Trinken Sie ausreichend Flüssigkeit vor, während und auch nach den Aktivitäten.
- Falls Sie noch unter anderen Erkrankungen leiden, z. B. orthopädischen oder internistischen Beschwerden, stimmen Sie das Training mit Ihrem zuständigen Arzt ab.
- Sie profitieren genauso wie gesunde gleichalterige Menschen, allerdings benötigen Sie eine höhere Trainingsdosis als diese.

Hoehn-&-Yahr-Einteilung: Um die Krankheitsstadien beschreiben zu können, wird die modifizierte Hoehn-&-Yahr-Skala verwendet. Sie ist benannt nach zwei amerikanischen Parkinson-ExpertInnen. Die Skala ist nur eine grobe Stadieneinteilung. Die Einschätzung erfolgt aufgrund der motorischen Beeinträchtigung und berücksichtigt nicht die nichtmotorischen Symptome (z. B. vegetative Symptome, Demenz).

Die Einteilung der Stadien der Parkinson-Erkrankung nach Hoehn und Yahr.

Stadium	Symptome
Stadium 0	Keine Krankheitssymptome
Stadium 1	Einseitige Symptome mit minimaler oder fehlender Funktionseinschränkung
Stadium 2	Leichte beidseitige Symptome ohne Gleichgewichtsstörungen
Stadium 3	Leichte bis mäßige beidseitige Symptomatik, leichte Gleichgewichtsprobleme, körperlich selbstständig. Die Behinderung kann schwach bis mäßig ausgeprägt sein.
Stadium 4	Schwere Symptomatik. Betroffene sind noch eingeschränkt mobil, sind aber schon deutlich in ihren Alltagsaktivitäten eingeschränkt.
Stadium 5	Betroffener ist ohne fremde Hilfe an den Rollstuhl gebunden oder bettlägerig.

Übung 1: Lange Wadenmuskulatur dehnen

Beginnen Sie damit, die Beine zu dehnen:

- Führen Sie einen großen Ausfallschritt durch und stützen Sie sich mit Ihren Händen an der Wand ab. Beide Füße zeigen nach vorn.
- Verlagern Sie das Körpergewicht so weit nach vorn, bis Sie spüren, wie sich die Wade des hinteren Beins dehnt. Achten Sie darauf, dass die Ferse am Boden bleibt und der hintere Fuß nicht nach außen dreht.
- Halten Sie die Dehnung 30–60 Sekunden, danach wechseln Sie die Schrittstellung – das andere Bein kommt nach vorn.

Übung 2: Hintere Oberschenkelmuskulatur dehnen

Nun machen Sie mit der Muskulatur des Oberschenkels weiter:

- Stellen Sie sich hin und strecken Sie das Standbein durch.
- Stellen Sie das andere Bein etwas erhöht ab, z. B. auf einem Hocker.
- Beugen Sie den Oberkörper nach vorn und versuchen Sie, das Knie, das auf dem Hocker steht, langsam zu strecken. Lassen Sie den Fuß dabei locker.
- Halten Sie die Dehnung 30–60 Sekunden, danach Beinwechsel.
- Bei Standunsicherheit bitte festhalten.

Übung 3: Vordere Oberschenkelmuskulatur dehnen

Diese Übung fordert auch Ihr Gleichgewicht ordentlich heraus:

- Aus dem Stand greifen Sie mit der rechten Hand den rechten Fußrücken.
- Spannen Sie die Bauchmuskeln an, sodass das Becken nicht in eine Hohlkreuzposition ausweichen kann.
- Ziehen Sie den Fuß in Richtung Gesäß, sodass das Knie nach unten zeigt.
- Halten Sie die Dehnung ca. 30–60 Sekunden, danach Beinwechsel.
- Die Übung können Sie auch im Sitzen durchführen.

Achtung Führen Sie den Fuß nur so weit an das Gesäß, dass Ihr Knie nicht schmerzt. Verzichten Sie in diesem Fall auf die Übung. Rückenschmerzen können durch Ausweichbewegungen des Beckens ausgelöst werden.

Welchen Stellenwert hat der Physiotherapeut?

Ihr Physiotherapeut ist ein wichtiger Begleiter, der mit Rat und Tat an Ihrer Seite sein sollte – und er sollte Erfahrung haben im Umgang mit Parkinson-Betroffenen. Das Wissen zum Thema Parkinson kommt in der Ausbildung meist zu kurz. Zum Glück können Physiotherapeuten heute eine extra Fortbildungen zum Thema machen. Falls Ihr Therapeut so eine Fortbildung schon besucht hat, werden Sie sicher davon profitierten. Kenntnisse über Parkinson sind sehr umfangreich und speziell und werden immer bedeutsamer, da es immer mehr Betroffene gibt – das auch aufgrund der demografischen Entwicklung. Häufig empfiehlt die medizinische Literatur, einen Physiotherapeuten erst in fortgeschrittenen Phasen der Erkrankungen aufzusuchen. Aber: Betroffene, die bereits in der Frühphase hin und wieder in bestimmten Abständen Kontakt zu Ihrem Therapeuten haben, sind besser informiert und haben meist schon einen Trainingsvorteil gegenüber Betroffenen, die noch keinen Therapeuten gesehen haben. Des Weiteren gilt:

- Suchen Sie so bald wie möglich nach der Diagnosestellung einen Therapeuten auf, damit er Ihnen ein Übungsprogramm an die Hand geben kann.
- Stimmen Sie Ihre individuellen Ziele mit ihm ab. Die Behandlungsdauer sowie die Behandlungsfrequenz sind abhängig von Ihrer Situation und Ihren Zielen.
- Haben Sie Probleme, die hauptsächlich in Ihrem häuslichen Umfeld auftreten, sollte der Physiotherapeut bei Ihnen vor Ort die Situation beobachten.
- In den anfänglichen Stadien müssen Sie den Therapeuten nicht regelmäßig konsultieren, sondern nur immer wieder einmal. So kann sich der Therapeut ein gutes Bild von Ihrem Zustand und eventuellen Veränderungen machen. Erst im Verlauf der Erkrankung wird die Therapiefrequenz zunehmen.
- Es wäre für Sie von Vorteil, wenn Sie eine Betreuungsperson hin und wieder zu Ihrem Therapeuten mitnehmen könnten. Die Person könnte Ihnen beim Umsetzen und Üben hilfreich zur Seite stehen.
- Wichtig ist es, dass der Therapeut in bestimmten Abständen das Übungsprogramm für zu Hause anpasst.

Ergänzende Informationen finden

Ergänzend gibt es eine Therapiebroschüre für Physiotherapeuten, die Sie bei der Deutschen Parkinson Vereinigung bestellen oder per Download abrufen können: www.parkinson-vereinigung.de/shop/products/physiotherapie-bei-patienten-mit-parkinson-syndrom
Therapeuten aus Parkinsonfachkliniken haben darin ihr spezialisiertes Wissen und ihre Erfahrungen gesammelt, das viele hilfreiche Informationen und Anregungen für ambulant arbeitende Physiotherapeuten enthält.
Unter www.parkinsonnet.de können Sie die europäischen Leitlinien für Physiotherapeuten herunterladen. Die Leitlinien sind von 20 europäischen Berufsverbänden entwickelt worden. Darin finden Sie auch viele Anregungen für sich selbst – z. B. zum Thema Selbstmanagement.

Nordic Walking

Nordic Walking trainiert das Gehen sehr gut – vor allem, wenn Sie es gerne tun. Noch mehr Spaß kann es machen, wenn Partner oder Angehörige mittrainieren.

Der Hintergrund ist: Beim Nordic Walking trainieren Sie durch den aktiven Stockeinsatz die Schulterbeweglichkeit und den oft verminderten Armschwung. Die großen Armbewegungen haben außerdem oft einen positiven Einfluss auf die Schrittlänge.

Einfluss und Wirkung des Nordic Walking

Was sagen dazu medizinische Untersuchungen? Wenn Sie zwei- bis dreimal 60–90 Minuten pro Woche trainieren, können Sie Schrittgeschwindigkeit und Schrittlänge in der geübten Gehgeschwindigkeit nachweislich verbessern. Des Weiteren verbessern sich die Ausdauer und das Gleichgewichtsverhalten sowie Ihr allgemeines Wohlbefinden. Einige Teilnehmer berichteten, ihre Beinschmerzen seien zurückgegangen. Die Gesamttrainingsdauer der meisten Untersuchungen erstreckte sich über Zeiträume von zehn bis zwölf Wochen.

Weitere positive Effekte zeigten sich bei:

- Koordination (Kreuzgang)
- Rumpfbeweglichkeit
- Haltung
- Muskeltonus
- Armbeweglichkeit
- Stimmung
- Stoffwechsel (z. B. Gelenke, Muskulatur)

Kreuzgang koordinieren

Eine Grundvoraussetzung, um Nordic Walking praktizieren zu können, ist die Koordination des Kreuzgangs. Betroffene haben oft schon vor dem stationären Aufenthalt einen Versuch unternommen, mit Nordic Walking zu beginnen. Sie sind aber an der Koordination gescheitert. Erfahrungen zeigen jedoch, dass Sie verlorengegangene Automatismen teilweise wieder einüben können.

Viele Parkinson-Betroffene sind dann sehr überrascht und auch erfreut über den Erfolg, den sie bei guter Anleitung erzielen können. Und das ist eine gute Voraussetzung, um zu

Hause weiter üben zu können. Sehr oft bewirkt der Stockeinsatz eine größere Schrittlänge und mehr Armaktivitäten. Achten Sie gleichwohl darauf: Zu Beginn des Trainings ist wichtig, dass Sie Rückmeldung über die Qualität Ihrer Bewegung von einem Therapeuten erhalten. Denn Betroffene haben oft Schwierigkeiten, die Größe der Bewegungen wahrzunehmen. Von Vorteil ist es, wenn Angehörige oder Partner am Üben teilnehmen, denn sie können den Betroffenen eine längere Zeit Rückmeldung und Unterstützung beim Training geben.

Wie gehen Sie vor?

Wenn Sie Nordic Walking betreiben möchten, sollten Sie sich auf einige Veränderungen einstellen, damit Sie trotz Ihrer parkinsonspezifischen Einschränkungen üben können. Denn: Zwar ist die Technik ausgerichtet auf einen Körper, der keine Einschränkungen hat. Aber Betroffene können die Technik so abwandeln, dass sie sie gut durchführen können. Beachten Sie, bevor Sie starten, noch einige Aspekte:

- Sie müssen nicht alle Übungsschritte erreichen. Wichtig ist, dass Sie Ihre individuelle Leistungsgrenze erkennen und berücksichtigen.
- Beginnen Sie mit Schritt eins – und bei gutem Gelingen gehen Sie weiter zum nächsten Schritt.
- Sie werden vermutlich viele Wiederholungen benötigen. Haben Sie Zeit und Geduld.
- Lassen Sie sich mit den einzelnen Schritten genug Zeit, bevor Sie zum nächsten übergehen.
- Ermitteln Sie die richtige Stocklänge. Die Faustregel ist: Körpergröße × 0,66; bei senkrecht stehenden Stöcken sollten Sie einen Winkel von 90 Grad in den Ellbogengelenken haben.
- Manchmal kann ein etwas kürzerer Stock die Bewegung erleichtern. Prüfen Sie das für Ihre Situation.

Grundvoraussetzung ist: Das Üben soll Ihnen Spaß machen – deshalb ist es nicht sinnvoll, alle Schritte perfekt durchführen zu wollen. Das Ziel ist es, Freude am Üben zu finden!

Wie Sie trainieren sollten

- Führen Sie vor dem Beginn ein fünf- bis zehnminütiges Aufwärmen durch.
- Gehen Sie am Anfang, der Kondition entsprechend, erst einmal etwa 30 Minuten – später wenn möglich 50–80 Minuten.
- Versuchen Sie, von Mal zu Mal die Dauer langsam zu steigern.
- Trainieren Sie zwei- bis dreimal pro Woche.
- Damit Sie Ihre Wahrnehmung schulen, können Sie an Schaufenstern vorbeigehen – so sehen Sie Ihre Haltung. Auch Begleitpersonen können Korrekturen anbringen.

Schritt I: Kreuzgang

Der Kreuzgang ist eine wichtige Voraussetzung für diese Aktivität. Entscheidend ist, dass

- sich Ihr rechter Arm gleichzeitig mit dem linken Bein nach vorn bewegt. Danach holen Sie den linken Arm gleichzeitig mit dem rechten Bein nach vorn,
- Stock und Fuß des vorderen Beins bei dem Schritt gleichzeitig aufsetzen.

Gelingt Ihnen der Kreuzgang nicht sofort, versuchen Sie Folgendes:

1. Ziehen Sie die Stöcke zunächst am Boden schleifend hinter sich her und lassen Sie sie locker hängen – oft kommen so automatische kleine Bewegungen zustande. Verstärken Sie langsam die Bewegungen.

2. Gehen Sie einarmig: Vernachlässigen Sie anfangs einen Stock und üben Sie nur auf einer Seite. Später trainieren Sie die andere Seite und dann wieder beidseits.

3. Starten Sie immer mit dem gleichen Fuß und dem entgegengesetzten Arm. Falls Sie aus dem Rhythmus kommen, beginnen Sie immer wieder von neuem aus der Position, bis Sie mit der Zeit immer besser zu dem richtigen Rhythmus finden und in ihm bleiben können.

4. Haben Sie einen Partner als Unterstützung, bewegen Sie die Stöcke zusammen im Stehen (Partner steht hinter Ihnen) mit großen Bewegungen und gestreckten Armen vor und zurück. Danach gehen Sie hintereinander im Gleichschritt und lassen sich vom Partner rhythmisch unterstützen. Der Partner versucht, bei besserem Gelingen, seine Stöcke weniger stark zu bewegen, während Sie versuchen, die Bewegungen mit weniger bis keiner Unterstützung durch den Partner weiterzuführen.

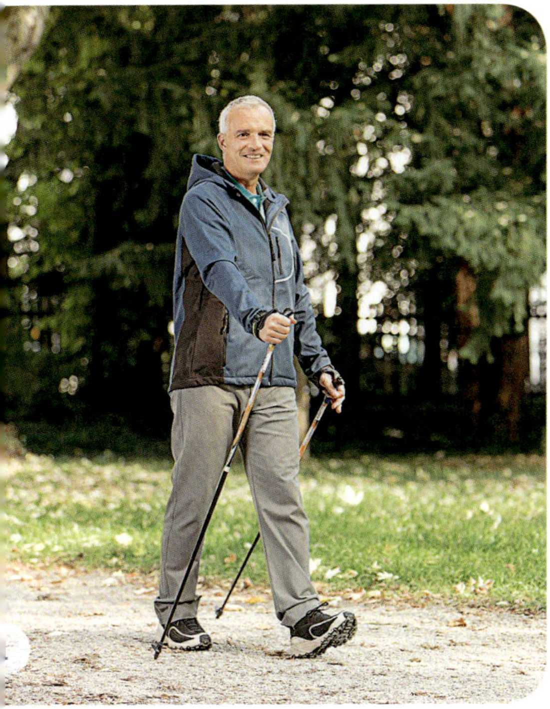

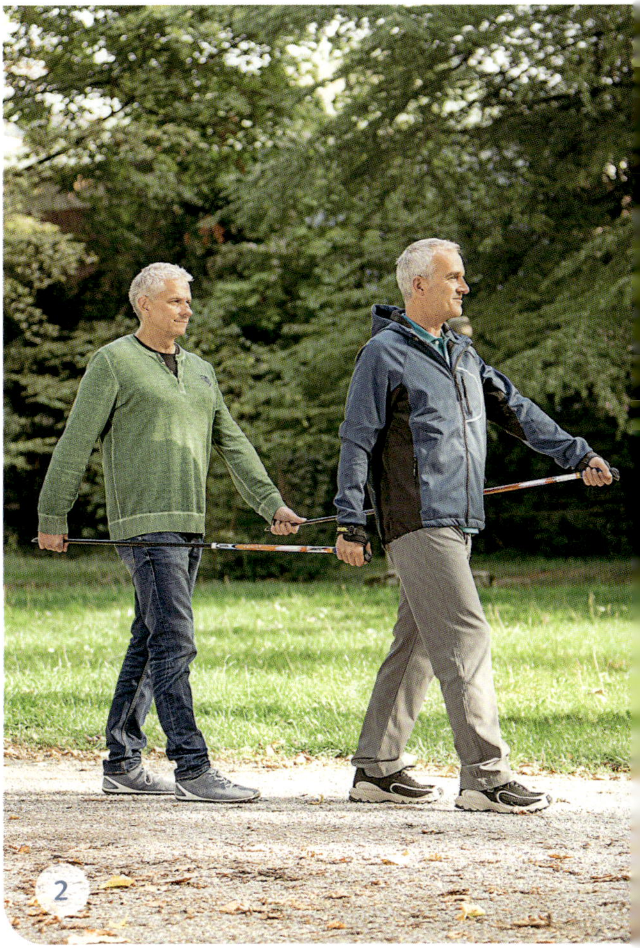

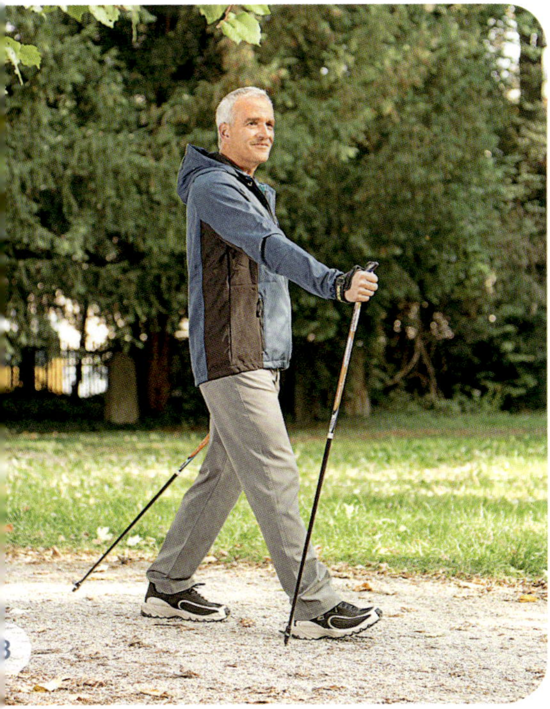

❶ Setzen Sie stets diagonal ein Bein und einen Arm nach vorn. Vorderes Bein und Stock berühren gleichzeitig den Boden.

❷ Wenn Sie einen guten Geist an Ihrer Seite haben, dann kann er Ihnen den Rücken stärken.

❸ Der Kreuzgang muss seinen Namen verdienen: Falsch ist er deshalb, wenn Sie Arm und Bein einer Körperseite nach vorn setzen.

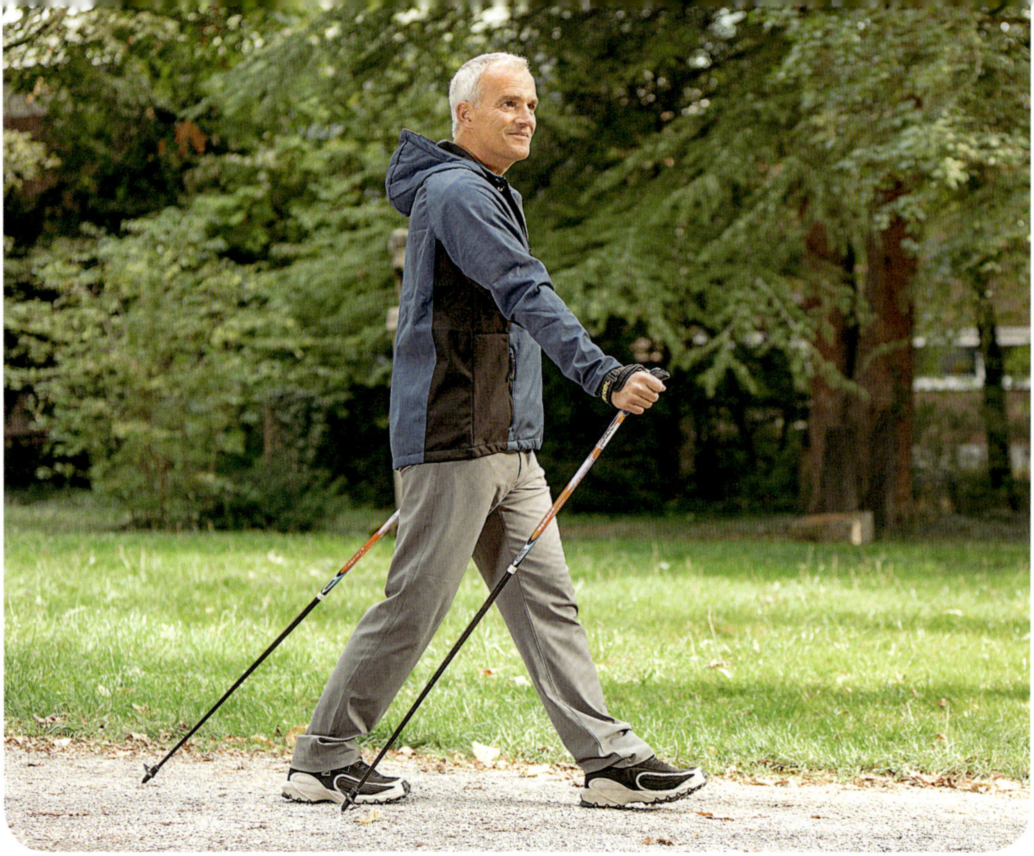

Machen Sie langsame, große Schritte. Kontrollieren Sie die Schritte anfangs mit Ihrem Blick, später lösen Sie den Blick vom Boden.

Ihre Arme sind im Ellbogen gestreckt und Sie führen die Bewegung aus der Schulter heraus durch.

Schritt II: Große Schritte

Trainieren und verbessern Sie Ihre Schrittlänge. Gehen Sie los und:

- Machen Sie die Schritte übertrieben groß.
- Setzen Sie die Fersen zuerst auf.
- Kontrollieren Sie die Schritte zunächst mit den Augen, später blicken Sie wieder geradeaus.
- Gehen Sie nicht zu schnell.

Schritt III: Große Armbewegungen

Kein Walking ohne Armbewegung. Die können Sie so trainieren:

- Bewegen Sie die Arme mit gestreckten Ellbogen.
- Durch den gestreckten Arm findet die Bewegung im Schultergelenk statt.
- Stechen Sie den Stock, den Sie nach vorn führen, auf Höhe des Beckens im Winkel von etwa 45 Grad in den Boden.

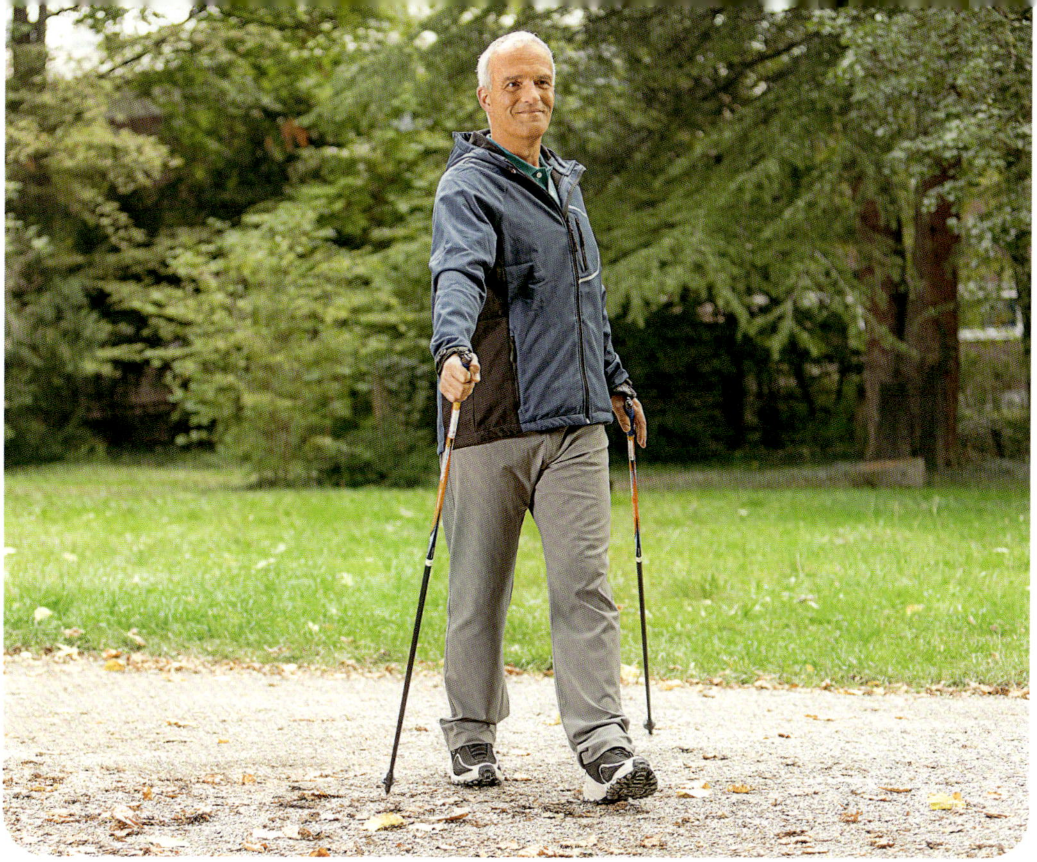

Stehen Sie sicher: Oberkörper aufrichten, Schultern zurücknehmen und die Brust nach vorn schieben.

Bringen Sie die Schulter mit dem Arm nach vorn. Schulter und Hüfte bewegen sich gegeneinander.

Schritt IV: Oberkörper aufrichten

Bringen Sie sich in eine aufrechte Haltung:

- Richten Sie den Oberkörper so gut es geht auf.

- Nehmen Sie die Schultern zurück und schieben Sie die Brust nach vorn.

- Drücken Sie die Stöcke fest in den Boden, um die Aufrichtung zu fördern.

- Die Aufrichtung wird Ihnen nicht immer perfekt gelingen, oder Sie gehen nach einiger Zeit wieder in die gebeugte Haltung. Korrigieren Sie erneut.

Schritt V: Schulter gegen die Hüfte mitdrehen

Gehen ohne Schulter und Hüfte ist unphysiologisch, also – gewissermaßen – nicht natürlich. Versuchen Sie darauf zu achten, dass Sie:

- die Schulter mit dem Stock nach vorn bringen,

- die Schritte, die Arm- und Drehbewegungen, auch des Oberkörpers, groß machen. Dabei gilt das Prinzip: Schulter gegen Hüfte,

- aufmerksam bleiben, damit die Bewegung des Oberkörpers nicht von alleine wieder abflacht.

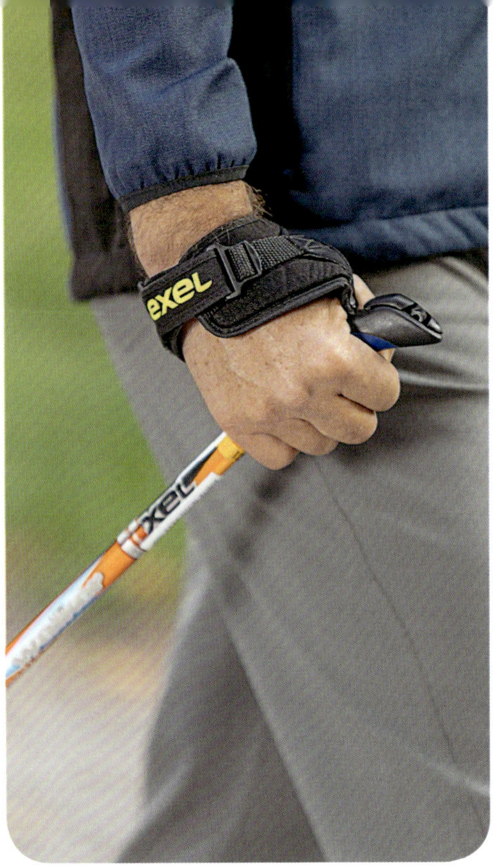

⬆ Wenn Sie die Hand mit dem Stock nach vorn führen, halten Sie den Griff des Stocks fest.

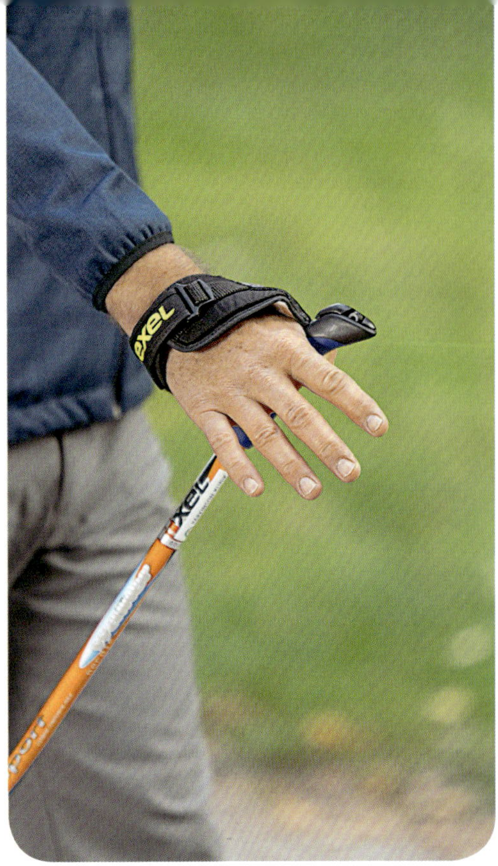

⬆ Wenn Sie den Stock in den Boden stemmen, lösen Sie den Griff und führen den Stock mit offener Hand nach hinten.

Schritt VI: Handtechnik während des Schubs

Dieser Schritt ist – zugegebenermaßen – schwierig und bereitet auch Nichtbetroffenen Schwierigkeiten. Denn: Für die Schritte I-V braucht es oft schon sehr viel Aufmerksamkeit, um alle Bewegungen gut kontrollieren zu können. Falls Schritt VI nicht gelingen will, ist das nicht schlimm, denn der Schritt ist wirklich nicht entscheidend. Versuchen Sie es dennoch:

- Wenn Sie den Stock nach vorn bringen, bleibt die Hand bis zum Aufsetzen um den Griff geschlossen. Wenn Sie den Stock aufsetzen und während der darauffolgenden Schubphase (Abdrücken des Stocks nach hinten) öffnen Sie die Hand um den Griff und führen ihn mit offener Hand nach hinten.

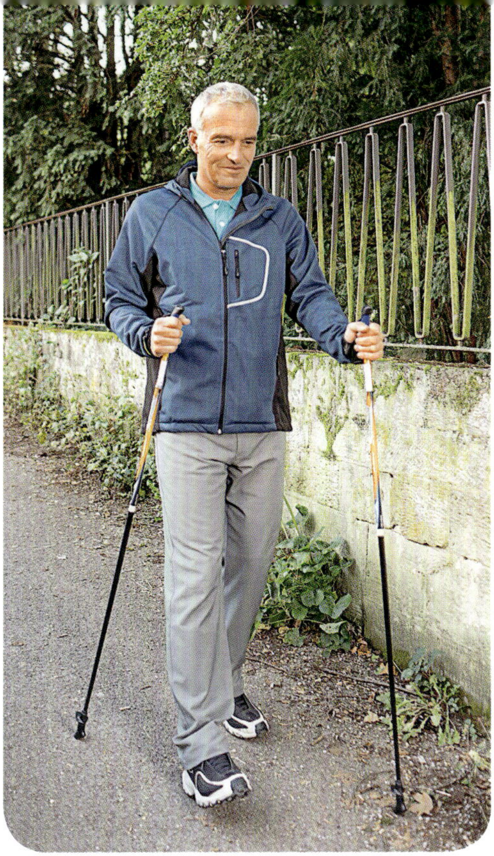

△ Nutzen Sie das Gefälle für Ihre Zwecke: Setzen Sie die Stöcke weiter vorn auf, beugen Sie dafür durchaus die Ellbogen an.

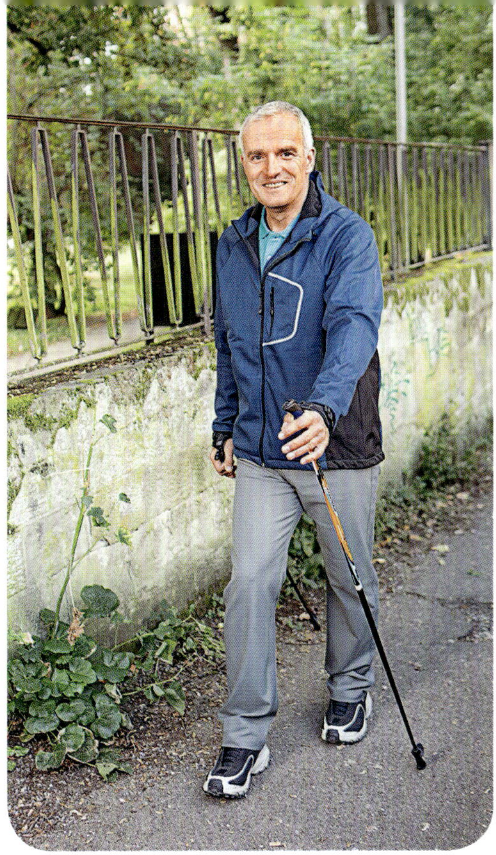

△ Schieben Sie sich mit dem Stock den Berg herauf, lassen Sie die Arme dabei gestreckt.

Bergauf – Bergab

Tipps für Bergaufgehen:

- Verstärken Sie die Armarbeit und schieben Sie sich mit dem Stock hoch.
- Lassen Sie die Arme gestreckt.

Tipps für Bergabgehen:

- Setzen Sie die Stöcke weiter vorn auf – so mindern Sie das Tempo! Die Ellbogen dürfen Sie jetzt beugen.
- Versuchen Sie, die Stöcke weiterhin im Kreuzgang einzusetzen. Sollte Ihnen das Schwierigkeiten bereiten, können Sie bei jedem zweiten Schritt beide Stöcke gleichzeitig aufsetzen.
- Setzten Sie die Ferse zuerst auf.
- Passen Sie Tempo und Schrittlänge an.

Laufbandtraining

Ein Gehtraining auf dem Laufband kann Ihre Schrittgeschwindigkeit, Ihre Schrittlänge und die Länge der Gehstrecke verbessern. Dieses Training hat sich sogar als effektiver als andere verschiedene physiotherapeutische Maßnahmen erwiesen.

Wenn Sie motiviert sind, sich in der frühen bis mittleren Phase der Erkrankung befinden und Ihre Gehfähigkeit nicht zu stark eingeschränkt ist, ist das Laufband vielleicht eine gute Option.

Wie oft sollten Sie trainieren?

Die Ergebnisse aus den wissenschaftlichen Untersuchungen legen nahe: Trainieren Sie in den ersten vier bis acht Wochen etwa drei- bis viermal pro Woche. Die Dauer des Trainings sollte etwa 30–45 Minuten betragen. Und obwohl es noch nicht so viele Untersuchungen gibt, die den Effekt des Trainings auf lange Sicht hin überprüft haben, erscheint es sinnvoll, das Training nach den ersten Wochen weiterzuführen – es aber auch auf zwei- bis dreimal die Woche zu reduzieren. Das Ziel ist, das erreichte Niveau über einen längeren Zeitraum zu erhalten.

Erfahrungen aus der Klinik

Betroffene, die sich zum ersten Mal mit dem Laufband beschäftigen, werden mitunter einige Probleme mit der Koordination der Schritte, dem Gleichgewicht sowie der aufrechten Haltung haben. Lassen Sie sich dann Zeit und nehmen Sie die Anleitung eines erfahrenen Therapeuten in Anspruch.

Betroffene hingegen, die schon Erfahrungen auf dem Laufband gemacht haben, gehen oft zu schnell und schenken der Haltung sowie den Rumpf- und Armbewegungen nur geringe oder gar keine Aufmerksamkeit.

Generell lässt sich sagen: Die Fortschritte im Training sind bei leichter Betroffenen oft recht beachtlich.

Laufbandtraining starten

Für alle Trainierenden gelten diese Grundsätze:

- Legen Sie den am Laufband vorhanden Sicherungsgurt an.
- Bleiben Sie bitte nicht stehen, wenn das Laufband gestartet ist.
- Konzentrieren Sie sich nur auf das Gehen, ohne sich ablenken zu lassen.
- Versuchen Sie, 20–50 Minuten zu trainieren.
- Bauen Sie zwischendurch Phasen mit langsamerem Tempo ein. Das langsamere Gehen erfordert mehr Gleichgewichtsfähigkeit und aktiviert einzelne Muskeln besser, da der Schwungeffekt wegfällt.
- Die Geschwindigkeiten beziehen sich auf durchschnittlich große Personen. Sehr große oder sehr kleine Betroffene sollten die Geschwindigkeit entsprechend langsamer oder schneller einstellen.

Die folgende Passage gibt Ihnen Tipps für das Training – abhängig von Ihrer Gangsicherheit. Dabei gilt:

- Falls Sie schon Erfahrung mit dem Laufband haben und sicher sind, starten Sie mit Schritt drei.
- Rufen Sie sich die Anweisungen von Schritt eins während des Gehens immer wieder in Erinnerung.
- Falls die Unsicherheiten den Übergang zu Schritt drei nicht zulassen, halten Sie sich weiterhin fest.

Training bei sicherem Gang

Schritt 1: Gehen Sie mit beidseitigem, seitlichem Festhalten. Gehen Sie aufrecht und geben Sie möglichst wenig Gewicht auf Ihre Hände. Machen Sie große, gleichmäßige Schritte. Setzen Sie die Fersen auf, bevor Sie den Rest des Fußes aufsetzen – ziehen Sie Ihre Fußspitzen bei jedem Schritt hoch. Gehen Sie anfangs mit einer Geschwindigkeit von bis zu zwei oder drei Kilometern pro Stunde. Werden Sie sicherer und haben Sie einen guten Rhythmus, steigern Sie bis auf 2,5–3,5 Kilometer pro Stunde (km/h).

Schritt 2: Halten Sie sich nur noch mit einer Hand fest. Versuchen Sie, möglichst wenig oder kein Gewicht auf die fixierende Hand zu geben. Versuchen Sie, den Blick, falls Sie ihn nach unten gerichtet haben, nach oben zu nehmen. Wechseln Sie regelmäßig die Hand, mit der Sie sich festhalten. Halten Sie den Gangrhythmus – was anfangs sicherlich etwas schwierig ist, sich aber im Verlauf des Trainings bessern wird. Die Anfangsgeschwindigkeit ist 2,5 Kilometer pro Stunde (km/h), Steigerung bis auf 3,5 km/h.

Schritt 3: Gehen Sie frei, ohne sich festzuhalten. Dabei wird Ihnen das Aufrechtgehen schwerer fallen und die Unsicherheit zunehmen, aber auch das wird sich durch das Training verbessern. Die Anfangsgeschwindigkeit ist 3 km/h, Steigerung bis auf 5 km/h.

Schritt 4: Versuchen Sie, den Rumpf mitzudrehen. Die Geschwindigkeit liegt zwischen 4 und 5 km/h. Wenn Sie es gerne etwas anstrengender hätten, stellen Sie auf dem Laufband eine Steigung ein.

Schritt 5: Versuchen Sie, die Arme stärker mitzuschwingen. Die Geschwindigkeiten liegen zwischen 4 und 5 km/h. Steigerung: Steigung auf dem Laufband einstellen.

Training bei unsicherem Gang

Schritt 1: Gehen Sie mit beidseitigem Festhalten. Machen Sie große, gleichmäßige Schritte. Positionieren Sie die Fersen, bevor Sie den Fuß aufsetzen – ziehen Sie Ihre Fußspitzen bei jedem Schritt hoch. Anfangsgeschwindigkeit 1,5 bis 2,5 km/h.

Schritt 2: Halten Sie sich nur noch mit einer Hand fest. Versuchen Sie, den Blick, falls Sie ihn nach unten gerichtet haben, nach oben zu nehmen, und richten Sie Ihren Oberkörper auf. Die Anfangsgeschwindigkeit ist bei durchschnittlich großen Menschen 2–3 km/h.

Schritt 3: Falls Ihnen Schritt 3 nicht gelingt, bleiben Sie bei Schritt 2. Kommen Sie gut zurecht, steigern Sie das Tempo auf 3,5 bis 4,5 km/h.

Sie möchten sich weiter steigern?

Wenn Sie in der Frühphase eine gute Aufmerksamkeit besitzen, können Sie bei gutem Gehvermögen auf dem Laufband versuchen, während des Gehens eine zweite kognitive Aufgabe zu bewältigen (Dual-Task). Das machen Sie aber bitte nur, wenn Sie sich damit nicht in Sturzgefahr bringen.

Aufgabenbeispiele:

- Versuchen Sie, z.B. während Sie gehen, von der Zahl 100 immer wieder 2 abzuziehen oder
- ordnen Sie während des Gehens jedem Buchstaben des Alphabets einen Vornamen oder einen Tiernamen zu.

Krafttraining und Gleichgewichtsübungen

Auch wenn sich, wie so oft, die Wissenschaft streitet, so mehren sich doch klar die Hinweise, dass Krafttraining die parkinson-typischen Symptome mildert.

Wissenschaftliche Untersuchungen haben gezeigt, dass Krafttraining Ganggeschwindigkeit, Schrittlänge, Haltungsinstabilität und Gleichgewicht verbessern kann. Hintergrund: Parkinson-Betroffene haben, je nach Stadium, weniger Kraft. Das betrifft vor allem die sogenannte Schnellkraft. Elektromyografische Untersuchungen, also solche, die den Stromfluss in den Muskeln zeigen, haben erwiesen, dass mit zunehmender Erkrankungsdauer die reine Kraft der Muskeln wie auch die Geschwindigkeit, mit der sie Kraft erzeugen, schwächer wird. Diese beiden Fähigkeiten benötigen Sie aber dringend, vor allem die Geschwindigkeit der Krafterzeugung, um z. B. schnelle Ausfallschritte machen zu können, damit Sie Ihren Gang stabilisieren und Stürze verhindern können.

Gründe für den Kraftverlust

Über die Ursache der reduzierten Muskelkraft wird zurzeit diskutiert. Ein Grund ist vermutlich die geringere Aktivierung der Nervenzellen (sie treiben ja die Muskeln an). Außerdem bewegen sich viele Erkrankte insgesamt weniger, und wenn sie sich bewegen, dann sind die Bewegungen oft zu klein.

Die meisten Untersuchungen zeigen auch, dass die Funktion der Streckmuskulatur oft deutlich stärker eingeschränkt ist als die der Beugemuskulatur. Zudem betroffen sind die Bein- und Gesäßmuskulatur sowie Rumpfkraft, Arme und Hände. Diese verminderte Kraft beeinträchtigt das Aufstehen, das Gehen sowie das Umdrehen im Bett. Dabei sind die Kraftverluste in den Off-Phasen (Nachlassen der Medikamentenwirkung) deutlicher ausgeprägt als in den On-Phasen (gute Medikamentenwirkung). Um effektive Trainingsreize zu setzen, sollten Sie das Krafttraining möglichst nur während der On-Phasen durchführen.

Sollten Sie während der On-Phase in eine schlechte Phase (Off) rutschen, brechen Sie das Training ab.

Wer soll seine Kraft trainieren?

Kann und sollte jeder Erkrankte an die Maschinen im Sportstudio? Hier gelten folgende Empfehlungen:

- Betroffene sollten sich im Hoehn-&-Yahr-Stadium I-III befinden.
- Sie sollten motiviert für diese Art von Training sein. Manche haben diese Aktivität schon vor der Erkrankung praktiziert und haben Freude daran.
- Die Belastbarkeit von Herz, Gelenken und Wirbelsäule ist eine wichtige Voraussetzung, um diese Trainingsform praktizieren zu können.

Wichtig deshalb:

- Halten Sie vor Aufnahme eines Krafttrainings Rücksprache mit Ihrem Arzt.
- Lassen Sie sich zu Beginn des Trainings von einem Therapeuten betreuen und finden Sie mit ihm heraus, wo die Grenzen, aber auch Perspektiven Ihrer Maximalkraft liegen. Wobei beide Seiten isoliert betrachtet werden. Das Mittel heißt Wiederholungsmethode. Denn: Es ist hilfreich zu wissen, wie sich die Anfangswerte durch das Training verändern. Deshalb sollten Sie nach acht bis zehn Wochen eine weitere Messung der Maximalkraft nach der Wiederholungsmethode vornehmen.
- Beginnen Sie das Training mit etwa 60 Prozent der Maximalkraft. Später können Sie auf 80 Prozent erhöhen – das muss aber nicht sein, ein Training mit 60 Prozent ist auch ausreichend effektiv.
- Wärmen Sie sich auf, bevor Sie beginnen, immer fünf bis zehn Minuten.
- Starten Sie mit leichten Gewichten, um Ihre Muskeln nicht zu verletzen.
- Trainieren Sie etwa drei- bis viermal pro Woche.
- Achten Sie darauf, das mögliche Bewegungsausmaß an den Geräten voll zu nutzen. Versuchen Sie, immer eine möglichst aufrechte Haltung einzunehmen.
- Achten Sie auf Ihre Atmung: Bei der konzentrischen Bewegung (Widerstand wird überwunden, Ihre Muskeln verkürzen sich) atmen Sie ruhig und gleichmäßig aus. Während der exzentrischen Rückbewegung (Ihre Muskeln verlängern sich wieder und Sie geben dem Widerstand nach) atmen Sie wieder ein.
- Wie sieht es mit der Geschwindigkeit aus? Führen Sie konzentrische Bewegungen (Widerstand wird überwunden, Ihre Muskeln verkürzen sich) zügig und dynamisch durch und die exzentrische Bewegung (Ihre Muskeln verlängern sich wieder, Sie geben dem Widerstand nach) etwas langsamer.
- Trainieren Sie nicht bis zur völligen Erschöpfung.
- Wenn Sie infolge von Nebenwirkungen der Dopaminagonisten eine Störung der Im-

pulskontrolle haben, sollten Sie verstärkt darauf achten, keine übertrieben hohen Trainingsreize zu setzen.

Übungen an Geräten

Im Studio haben Sie verschiedene Geräte zur Verfügung. Lassen Sie sich jedes einzelne von einem Trainer erklären! Trotzdem finden Sie einige Aspekte, auf die Parkinson-Betroffene besonders achten sollten.

Kabelzug

- Am Kabelzug können Sie die Rumpfdrehung mit großen Bewegungen trainieren.
- Wählen Sie leichte Gewichte und konzentrieren Sie sich auf eine aufrechte Haltung. Lassen Sie sich Übungen zeigen, die die Oberkörperdrehung fördern und die gleichzeitig rückenkräftigend sind. Üben Sie zunächst nur mit einer Seite.
- Machen Sie 15–20 Wiederholungen und wechseln Sie anschließend die Seite. Aufgrund des Seitenwechsels ist eine Pause zwischen den Übungen nicht zwingend nötig.

Steigerung: Trainieren Sie mit beiden Seiten gleichzeitig – mal ziehen Sie gegenläufig und mal mit beiden Seiten in die gleiche Richtung. Möchten Sie gleichzeitig das Gleichgewicht mittrainieren, stellen Sie sich auf eine instabile Unterfläche, z. B. ein Airexkissen.

Beinpresse

Die Beinpresse trainiert die Beinmuskulatur. Wenn Sie an dem Gerät die Rückenlehne weiter hochstellen, erreichen Sie anteilig stärker die Gesäßmuskulatur. Lassen Sie die Lehne weiter nach unten, aktivieren Sie eher die vordere Oberschenkelmuskulatur.

Rückentrainer

Rückentrainer beüben die Streckmuskulatur des Rückens. Wichtig ist, dass Sie das ganze mögliche Bewegungsausmaß nutzen. Machen Sie die Übung langsam und konzentriert und genießen Sie vor allem das letzte Drittel der Aufrichtung.

Welche Muskulatur sollten Sie trainieren?

Die Tabellen zeigen Ihnen, welche Muskulatur oft betroffen ist und wie Sie das Training am besten gestalten. Zeigen Sie die Tabelle dem Trainingspersonal oder Ihrem Therapeuten. Auch wenn Sie sicher noch zusätzliche Hinweise für die Durchführung erhalten – denn die in den Tabellen nicht aufgeführten Muskelgruppen können gelegentlich bei mittlerer Intensität mittrainiert werden.

Praktische Erfahrungen: Die Mehrzahl der Betroffenen neigt dazu, sich eher zu unterfordern. Die Empfehlung des erfahrenen Therapeuten lautet: »Trauen Sie sich etwas mehr Gewichte zu!« In den meisten Fällen sind die Betroffenen überrascht, zu welchen Leistungen sie fähig sind. Die Erfahrung, viel mehr Kraft zu entwickeln als vermutet, spornt viele an und motiviert zum Weitermachen. Über die Auswahl der Geräte sprechen Sie mit dem Fachpersonal des Studios – die Ausstattung ist sehr unterschiedlich.

Beachten Sie: Auch hier gilt: Trainieren Sie nicht bis zur völligen Erschöpfung.

Kombinieren Sie verschiedene Methoden: Besonders bewährt haben sich neuere Ver-

Erste vier bis sechs Wochen: 60 Prozent der Maximalkraft.

Muskel	Zahl der Wiederholung	Serien	Pausen
Kniestrecker	12–15	3–4	1–2 Minuten
Kniebeuger			
Hüftstrecker			
Wadenmuskulatur	25–35		
Rückenstrecker	12–15		
Bauchmuskulatur	1–2 Minuten lang die Übungen wiederholen		
Oberarmstrecker	12–15		
Breiter Rückenmuskel			
Schaffen Sie bei drei Sätzen mehr als 15 Wiederholungen, können Sie das Gewicht erhöhen.			

Nach etwa vier bis sechs Wochen: Steigerung bis auf 80 Prozent der Maximalkraft.

Muskel	Zahl der Wiederholung	Serien	Pausen
Kniestrecker	8–12	3–4	2–3 Minuten
Kniebeuger			
Hüftstrecker			
Wadenmuskulatur	25–35		
Rückenmuskulatur	8–12		
Bauchmuskulatur	2–3 Minuten		
Oberarmstrecker	8–12		
Breiter Rückenmuskel			
Schaffen Sie bei drei Sätzen mehr als 12 Wiederholungen, können Sie das Gewicht erhöhen.			

fahren, die Krafttraining zusammen mit Gleichgewichtstraining einsetzen. Verschiedene wissenschaftliche Untersuchungen kamen zu dem Ergebnis, dass eine Kombination der beiden Methoden sowohl die Haltung verbessert als auch die Sturzgefahr stark reduziert. Ein Beispiel ist, sich zusätzlich zur Übung auf einen beweglichen Untergrund zu stellen.

Übungen für zu Hause

Das Üben im häuslichen Umfeld ist sicher die Übungsmethode, die den Betroffenen mit am schwersten fällt. Es trainiert sich natürlich um einiges leichter, wenn Therapeuten oder Trainer anleiten, beobachten und korrigieren. Für die meisten Betroffenen ist es eine große Überwindung, zu Hause ganz alleine zu üben und die Motivation hochzuhalten.

Suchen Sie Gesellschaft. Sind Sie in der Lage, in einer Gruppe, beim Therapeuten oder im Studio zu trainieren, gibt es weniger Tage, an denen Sie alleine üben. Einige Betroffene haben aber vielleicht – aus verschiedenen Gründen – nicht die Möglichkeit, das zu Hause zu verlassen.

Gemeinsam statt einsam

Fällt es Ihnen schwer, das Haus zu verlassen, unterstützen Sie eventuell anwesende Angehörige oder Partner – diese Personen sind sehr hilfreich. Sie können die Betroffenen unterstützen, die Übungen mitmachen und – falls eine außerhäusige Teilnahme nicht möglich ist – versuchen, anzufeuern und ganz wichtig: die Leistungen loben. Die Erfahrungen aus dem Klinikalltag zeigen: Ein mittrainierender Partner kann eine zentrale Rolle beim Üben spielen.

Zeigen Sie die Zähne

Aber: Auch wenn kein Partner oder Angehöriger zugegen ist, sollten Sie, liebe Betroffene, dem Parkinson die Zähne zeigen:

- Machen Sie sich Notizen und schreiben Sie auf, was Sie geübt haben, z. B. die Anzahl der Wiederholungen oder die Dauer der Übungseinheit.
- Eine Fitnessuhr (Seite 57) könnte auch helfen, das Üben interessanter zu gestalten.
- Bei Nutzung eines Ausdauergerätes können Sie vielleicht während des Trainierens Fernsehen schauen.

- Oft stehen solche Geräte im häuslichen Bereich im Keller und werden nicht mehr benutzt.
- Also: Entweder das Gerät ins Wohnzimmer bringen oder den Fernseher in den Keller holen.

Trainieren ohne Geräte

Die in diesem Kapitel gezeigten Übungen gelingen Ihnen ohne größere kostenintensive Anschaffungen. Beachten Sie gleichwohl: Das eine oder andere Übungsgerät kann womöglich einer schwindenden Motivation entgegenwirken. Wenn Sie also denken, dass Sie Freude und Lust auf ein bestimmtes Trainingsgerät verspüren, kann eine solche Anschaffung durchaus bewegungsmotivierende Reize erzeugen. Die Erfahrungen aus dem Klinikalltag sowie die Ergebnisse wissenschaftlicher Untersuchungen zeigen: Wer zu Hause übt, ist im Vorteil gegenüber den Inaktiven.

Nun, liebe Betroffene, planen Sie sich jeden Tag zu einer festgelegten Zeit und bei guter Beweglichkeit eine Übungseinheit ein und ärgern Sie den Parkinson.

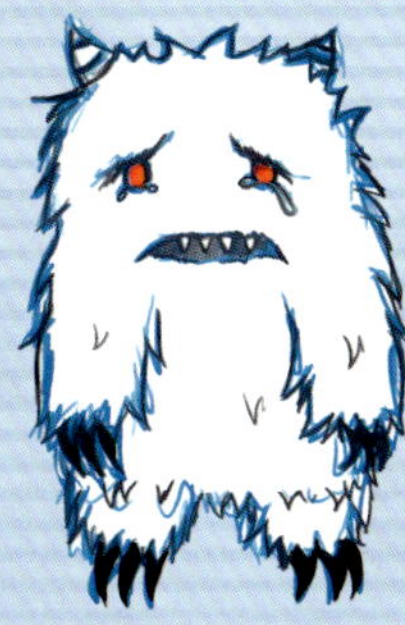

Parkinsonmonster ärgern

Vielen Betroffenen hilft es, sich das Parkinson-Syndrom als Monster vorzustellen. Und das ist dann traurig, wenn Sie körperlich aktiv sind! Denn das hält das Monster klein. Bieten Sie dem Parkinson-Syndrom die Stirn. Üben und trainieren Sie kontinuierlich und beginnen Sie damit möglichst früh – nutzen Sie auch spezifische physiotherapeutische Verfahren, die Ihre motorischen Fähigkeiten verbessern.

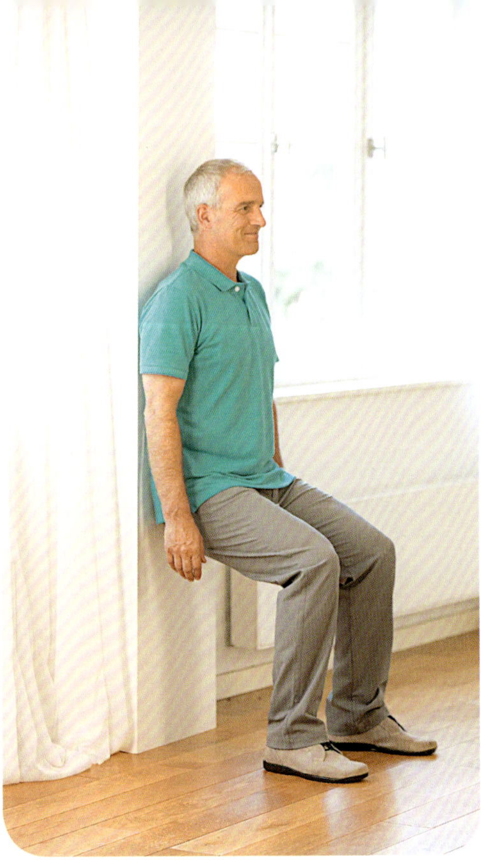

⬆ Um die Gesäßmuskulatur stärker zu fordern, gehen Sie mit dem gestreckten Oberkörper etwas nach vorn.

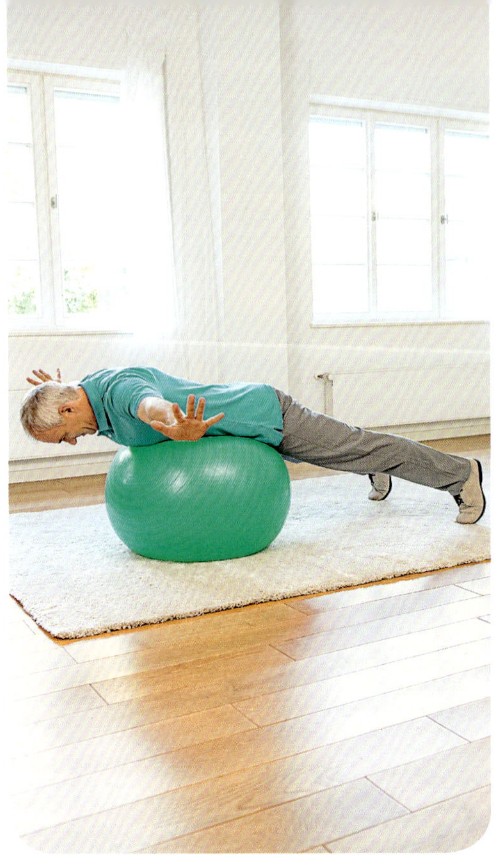

⬆ Kreisen Sie die Arme in kleinen Bewegungen in beide Richtungen. Versuchen Sie, das bis zu 20 Sekunden zu halten.

Übung 1: Beine und Gesäß kräftigen

Nutzen Sie auch Ihre Einrichtung zu Hause:

- Lehnen Sie sich mit dem Rücken und dem Gesäß gegen eine Tür. Stellen Sie die Füße ca. 50 Zentimeter von der Tür weg. Bewegen Sie sich langsam nach unten, bis Sie 90 Grad in den Knien gebeugt sind. Nehmen Sie sich für das Sinken etwa 4 Sekunden Zeit.

- Drücken Sie sich in etwa 2 Sekunden wieder nach oben. Halten Sie mit Rücken und Gesäß den Kontakt zur Tür.

- 12–15 Wiederholungen – 3–4 Sätze.

Übung 2: Rückenmuskulatur mitkräftigen

Nun nutzen Sie den Gymnastikball für Ihre Übung:

- Legen Sie sich über einen Gymnastikball, die Knie sind am Boden. Rollen Sie mit dem Oberkörper auf dem Ball, bis die Kniegelenke gestreckt sind. Machen Sie kleine, kreisende Bewegungen mit gestreckten Armen in beide Richtungen.

- Versuchen Sie, 15–30 Sekunden zu kreisen, bevor Sie wieder auf die Knie zurückrollen.

- Wiederholen Sie die Übung 3–5-mal.

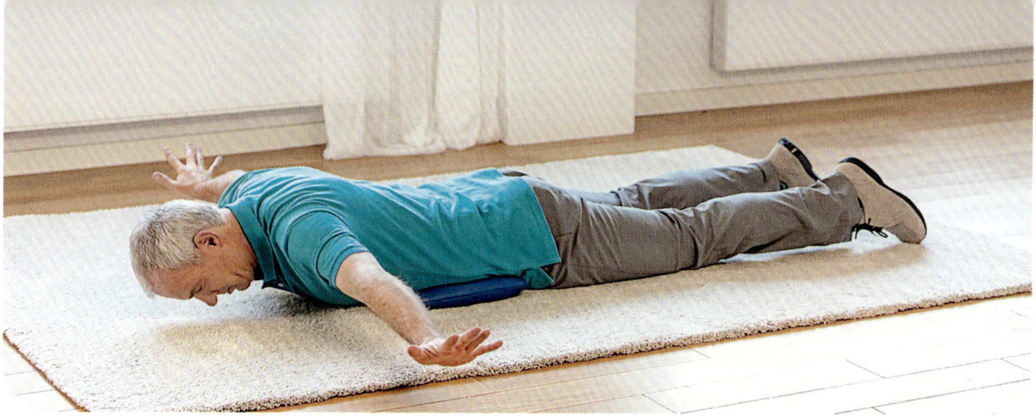

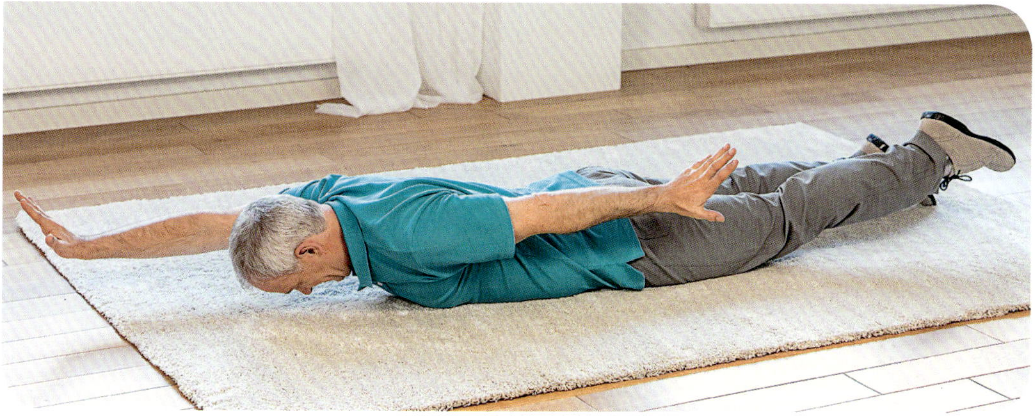

Als ob Sie fliegen – kreisen Sie die Arme bei abgehobenem Oberkörper.

Machen Sie diese Übung ruhig, bis Sie ermüden. Treten Schmerzen im Rücken auf, legen Sie ein Kissen unter den Bauch.

Übung 3: Rückenmuskulatur kräftigen

Begeben Sie sich in die Bauchlage.

- Spannen Sie das Gesäß an und stellen Sie die Fußspitzen auf den Boden. Ihre Nase zeigt nach unten. Heben Sie aus der Bauchlage den Oberkörper ein paar Zentimeter vom Boden ab.

- Machen Sie mit gestreckten Armen kleine kreisende Bewegungen – in die eine und die andere Richtung. Achten Sie darauf, dass die Arme gut abgehoben sind. Verbleiben Sie 10–20 Sekunden in der Übungsposition.

- Wiederholen Sie die Übung 3–5-mal.

Variante:

- Heben Sie aus der Bauchlage den Oberkörper ein paar Zentimeter vom Boden ab, spannen Sie dabei das Gesäß fest an.

- Strecken Sie den rechten abgehoben Arm nach vorn und heben Sie zeitgleich das linke Bein hoch. Dann wechseln Sie die Seiten – machen Sie die Übung bis zur Ermüdung.

- Falls Probleme oder Schmerzen in der Lendenwirbelsäule auftreten, können Sie ein Kissen unter den Bauch legen.

- Wiederholen Sie die Übung 3–5-mal.

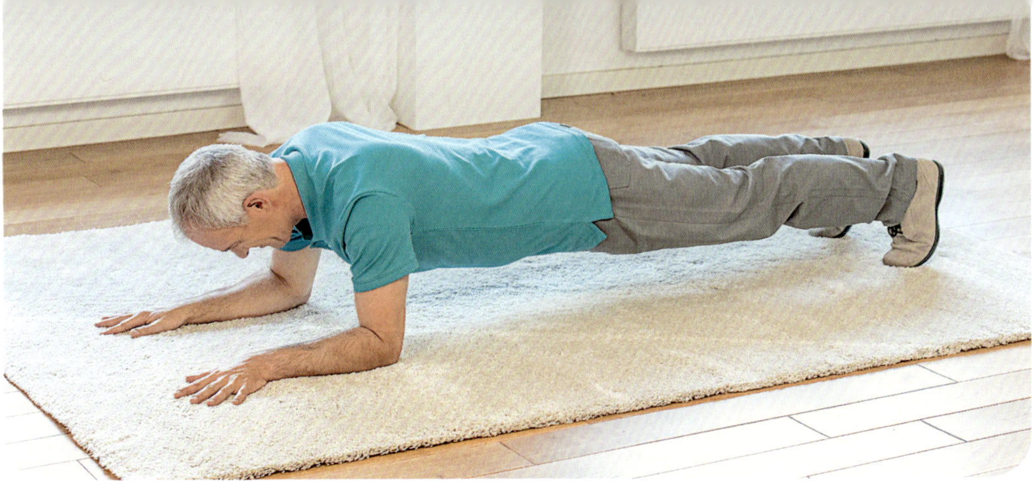

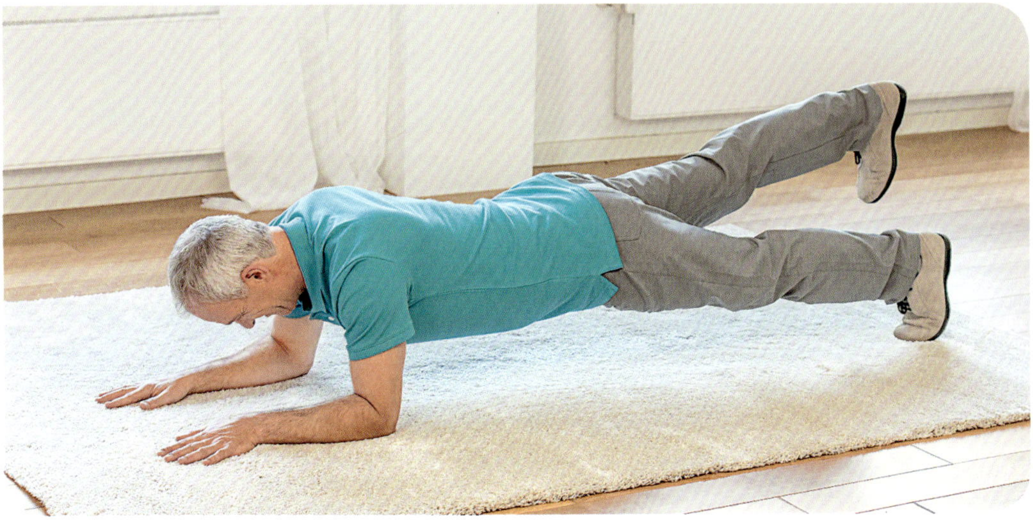

Begeben Sie sich in den Liegestütz. Sie stemmen sich aber nicht mit den Händen, sondern mit dem Ellbogen auf dem Boden ab.

Möchten Sie sich steigern, heben Sie im Wechsel ein Bein ab. Halten Sie den Oberkörper dabei gestreckt.

Übung 4: Rumpf- und Beinmuskulatur kräftigen

Mit dieser Übung stärken Sie die wichtigen Muskelpartien an Oberkörper und Beinen:

- Gehen Sie in die Liegestütz-Position. Nur: Statt mit den Händen stützen Sie sich mit den Ellbogen auf dem Boden ab.

- Verbleiben Sie 15–30 Sekunden in der Stellung.

- Um sich zu steigern, können Sie das rechte und linke Bein im Wechsel abheben. Versuchen Sie dabei, mit dem Oberkörper gestreckt zu bleiben, und verweilen Sie 15–30 Sekunden in der Position.

- Wiederholen Sie die Übung 3–5-mal.

Wichtig bei der Übung: Rücken und Beine sollen eine gerade Linie bilden.

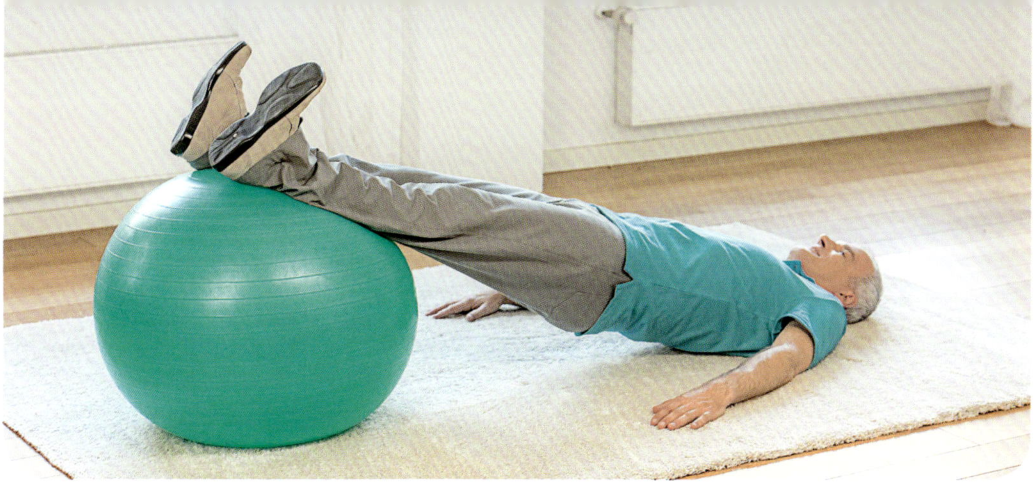

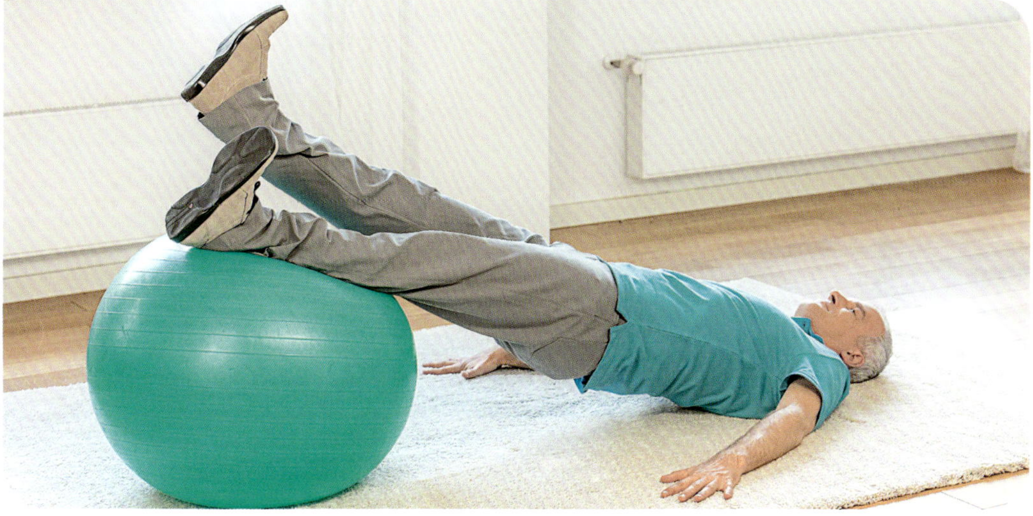

⯁ Legen Sie die Unterschenkel auf dem Pezziball ab. Ziehen Sie die Füße hoch – also Richtung Nase.

⯁ Um die Übung zu steigern, können Sie ein Bein anheben und es so lange wie möglich in der Luft halten.

Übung 5: Rücken, Gesäß und Beine kräftigen mit dem Ball

- Legen Sie sich auf den Rücken und legen Sie Ihre Unterschenkel auf den Ball.
- Heben Sie das Gesäß hoch, lassen Sie die Beine gestreckt und ziehen Sie die Fußspitzen hoch.
- Rollen Sie den Ball nach rechts und nach links, ohne herunterzufallen.
- Üben Sie 30–60 Sekunden.
- Steigerung 1: Heben Sie ein Bein kurz hoch und legen Sie es wieder zurück auf den Ball – im Wechsel mit dem anderen Bein.
- Steigerung 2: Bleiben Sie länger mit einem Bein in der Luft. Halten Sie die Steigerungen 30–60 Sekunden.

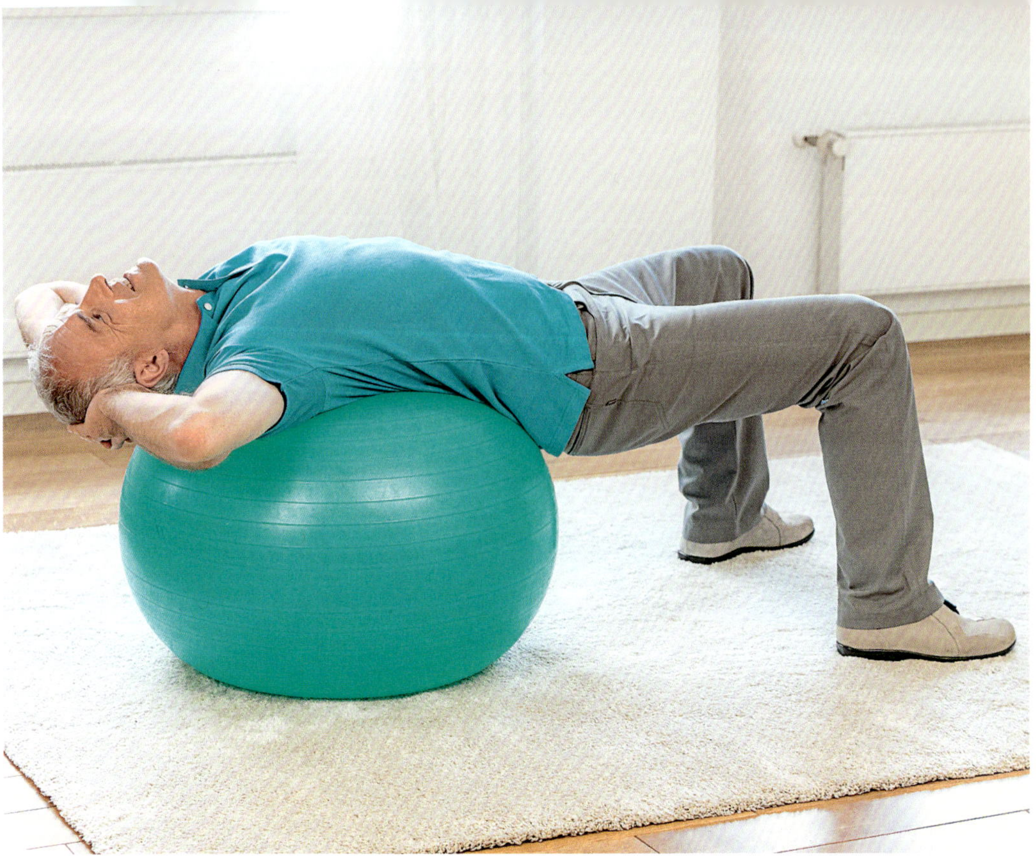

Sie können die Übung intensivieren, indem Sie die Ellbogen in Richtung Boden drücken.

Übung 6: Vordere Rumpfmuskulatur dehnen, vordere Faszien mobilisieren

Faszien sind Teile des Bindegewebes, die alle Strukturen im Körper umgeben. Auch ihnen tut langsames Dehnen gut:

- Legen Sie sich mit dem Rücken auf den Ball. Rollen Sie auf dem Ball und versuchen Sie, sich der Form des Balls anzupassen.

- Sie können die Arme hinter dem Kopf verschränken, um ihn zu stützen und die Dehnung zu intensivieren.

- Noch mehr Dehnung ist möglich, wenn Sie die Ellbogen noch mehr in Richtung Boden drücken. Balancieren Sie sich gut aus und halten Sie diese Position eine Minute lang.

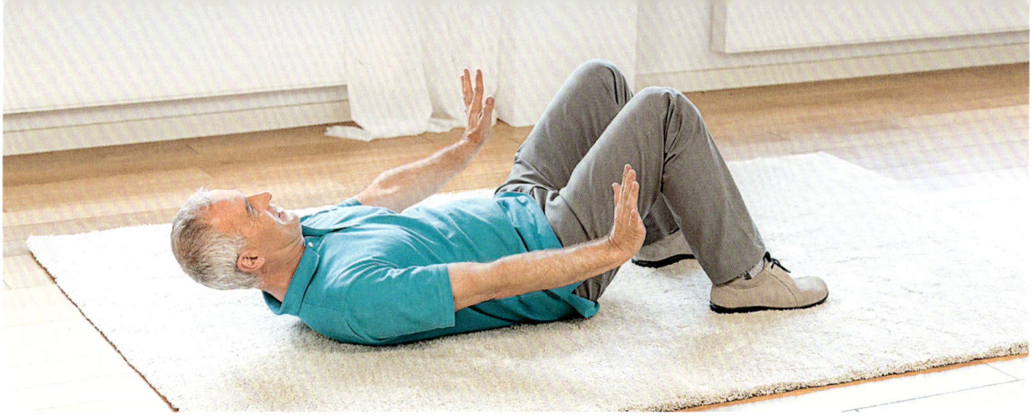

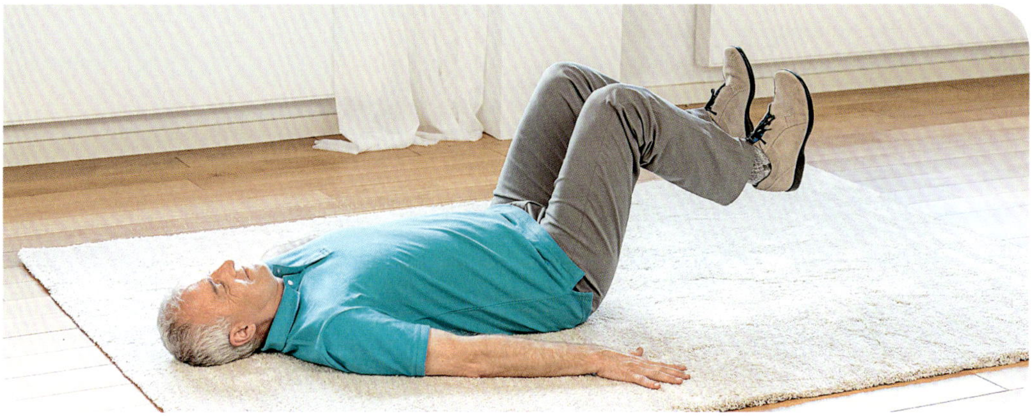

^ Der Rücken presst sanft auf den Boden, der Oberkörper kommt langsam hoch – bis die Schultern vom Boden abheben.

^ Lassen Sie den Oberkörper liegen: Bewegen Sie die Beine angewinkelt nach oben und setzen Sie sie wieder zurück.

Übung 7: Bauchmuskulatur trainieren

Fordern Sie nun Ihre Bauchmuskulatur:

- Legen Sie sich auf den Rücken, stellen Sie die Beine hoch und spannen Sie das Gesäß an. Drücken Sie den unteren Rücken sanft in die Unterlage. Die Hände können Sie auch hinter dem Kopf positionieren, ohne zu ziehen oder zu drücken.

- Heben Sie den Oberkörper langsam, bis die Schulterblätter sich von der Unterlage abheben.

- Senken Sie den Oberkörper langsam wieder ab, ohne den Kopf abzulegen. Machen Sie das möglichst 1–2 Minuten.

- Wiederholen Sie die Übung 3–4-mal.

Variante: Sie können die Übung auch mit liegendem Oberkörper durchführen: Drücken Sie Ihren Rücken fest in die Unterlage und ziehen Sie beide Beine angewinkelt nach oben. Lassen Sie sie wieder zurück bis kurz vor dem Aufsetzen, dann ziehen Sie sie wieder hoch. Üben Sie für 1–2 Minuten. Halten Sie nicht die Luft an.

- Steigerung: Sie können die Beine im Wechsel hoch- und herunterbewegen.

Anspruchsvolle Gleichgewichtsübungen für zu Hause

In der frühen Phase der Krankheit ist das Gleichgewicht noch nicht betroffen, trotzdem macht es Sinn für Sie als Betroffenen, die noch zur Verfügung stehenden Fähigkeiten zu trainieren. Labile Unterflächen z. B. eignen sich sehr gut, um das Gleichgewicht herauszufordern. Als Unterfläche eignet sich ein Minitrampolin, aber auch ein Airexkissen, Schaukelbrett sowie ein Aero-Step.

Auf dem Airexkissen ist es etwas leichter für Sie zu üben als auf einem Trampolin oder einem Aero-Step. Das Trampolin und der Aero-Step sind weicher und labiler. Besitzen Sie keine dieser Gerätschaften, können Sie z. B. auch eine Gymnastikmatte einmal oder evtl. zweimal zusammenlegen und sich dadurch eine labile Unterfläche schaffen. Für das Trampolin ist im Vergleich zu den anderen Gerätschaften mehr Platz erforderlich.

Wenn Sie mit breitem Stand und parallel auf der Unterlage stehen, sind für Sie die Übungen am einfachsten durchzuführen. Bitte üben Sie ohne Schuhe. Falls Sie sich etwas unsicher fühlen, stellen Sie das Trainingsgerät in eine Zimmerecke, damit Sie sich notfalls abstützen können. Meine Bitte an Sie: »Üben Sie täglich 15 Minuten!«

Das Schaukelbrett rutscht leicht! Legen Sie es deshalb auf einen Teppich oder eine Gymnastikmatte und nicht auf glatte Flächen.

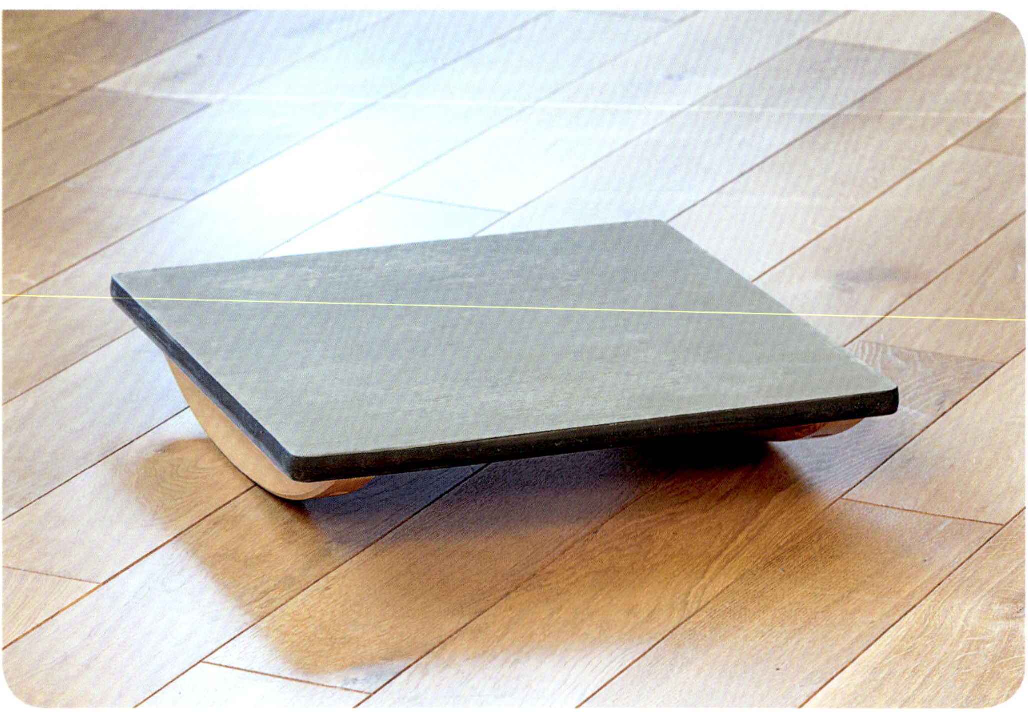

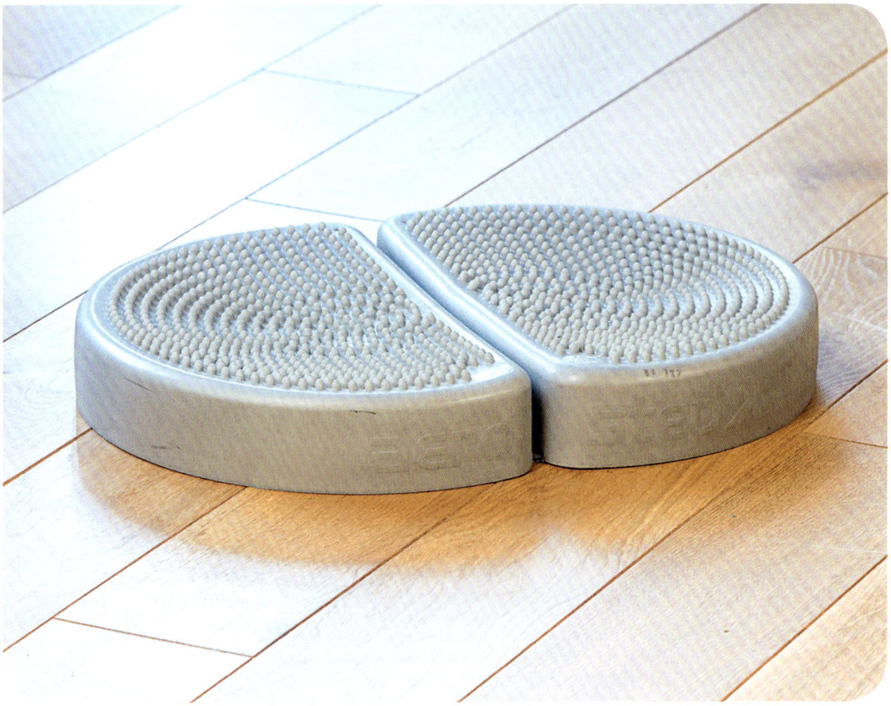

➤ Der Aero-Step fordert Ihr Gleichgewicht richtig! Er steht auf allen Flächen stabil, die »Noppen« stimulieren die Fußsohlen.

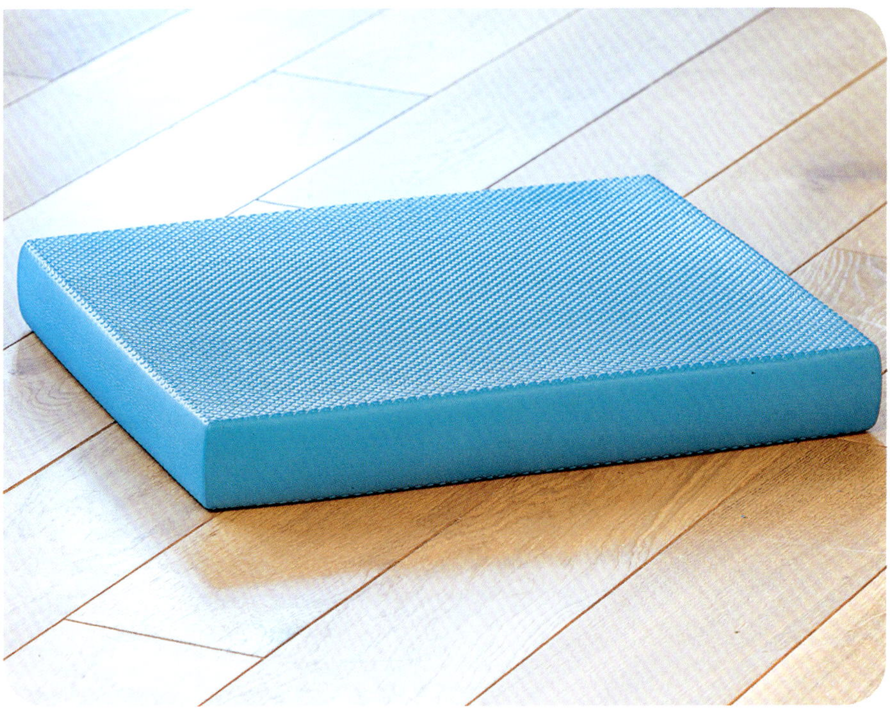

➤ Ein Airexkissen erhalten Sie auch mit aufgerauter Ober- und Unterseite – so rutscht es nicht so schnell weg.

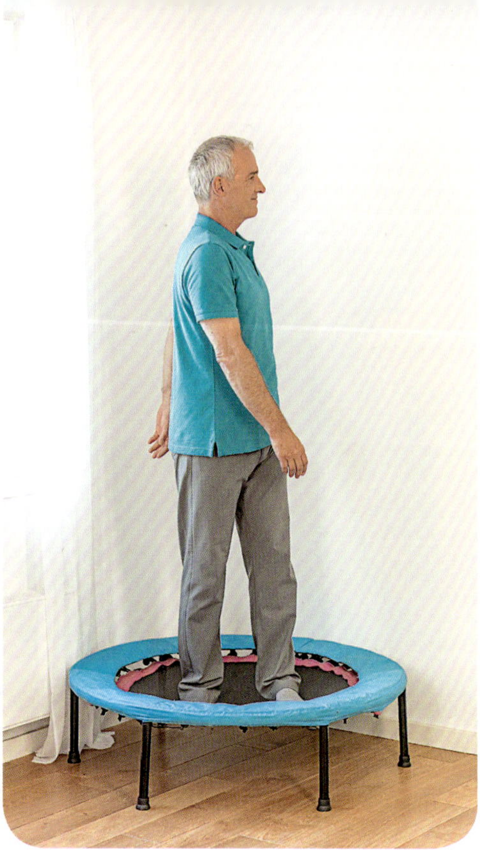

Wenn Sie die Füße enger zusammenstellen, merken Sie, wie Ihr Gleichgewicht zusätzlich gefordert wird.

Labile Unterfläche: Spielend drehen

Dieses Spielgerät liefert Ihnen eine hervorragende labile Standfläche. Alle Übungen für das Gleichgewicht können Sie auch mit den anderen Hilfsmitteln durchführen:

- Stehen Sie mit breitem Stand auf dem Trampolin und drehen Sie den Oberkörper langsam nach links und nach rechts.

- Steigerung 1: Stellen Sie die Füße enger oder ganz eng zusammen und drehen Sie sich wie oben.

- Üben Sie 1–2 Minuten. Je nach Kraft 3–4-mal wiederholen.

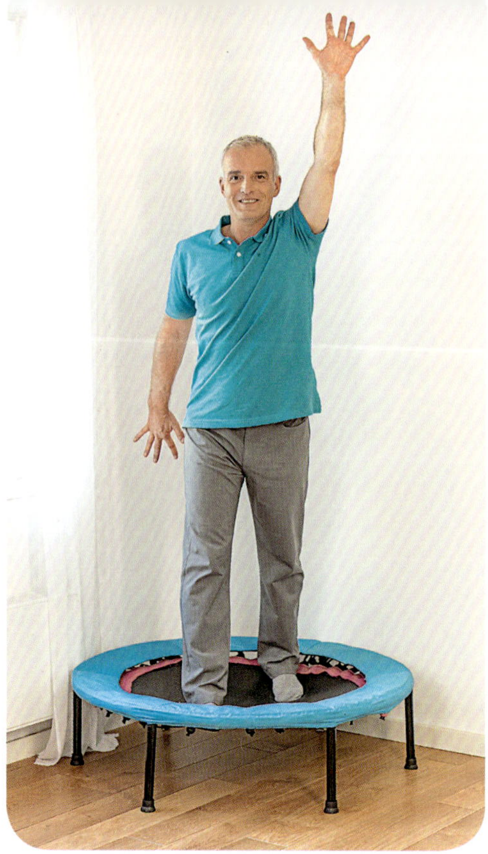

Gehen Sie in den Ausfallschritt und bewegen Sie die Arme abwechselnd nach oben und hinten.

Labile Unterfläche: Ausfallend schreiten

Im Ausfallschritt stehen Sie zwar nach vorn und hinten recht stabil, dafür fordern Sie aber das Gleichgewicht zur Seite:

- Stellen Sie sich in den Ausfallschritt und bewegen Sie die Arme im Wechsel gleichzeitig groß nach oben und nach hinten.

- Nach 20–30 Sekunden wechseln Sie die Beinstellung. Falls die Übung so zu schwer ist, stehen Sie wie bei Übung 1.

- Üben Sie 1–2 Minuten. Je nach Ausdauer wiederholen Sie die Übung, je nach einer kurzen Pause, 3–4-mal.

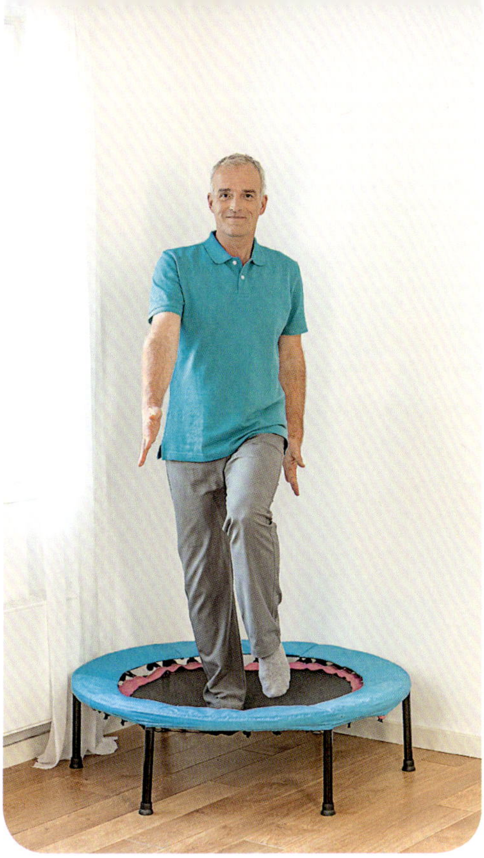

Gehen Sie auf der Stelle und machen Sie große Bewegungen mit den Armen – stets über Kreuz.

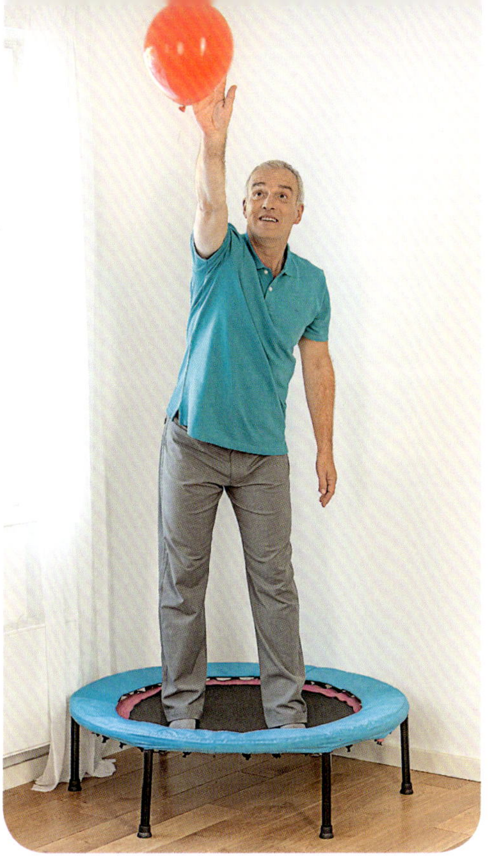

Schlagen Sie nach dem Luftballon und variieren Sie die Stellung Ihrer Füße.

Labile Unterfläche: Gehend kreuzen

Mit dieser Übung strecken Sie sich vor allem in die Vertikale und fordern zusätzlich Gleichgewicht und Koordination heraus:

- Gehen Sie auf der Stelle und machen Sie große Armbewegungen – immer über Kreuz.

- Steigerung: Gehen Sie langsamer und ziehen Sie die Knie weiter nach oben.

- Üben Sie je 1–2 Minuten und wiederholen Sie die Übungen 3–4-mal. Machen Sie zwischendurch Pausen.

Labile Unterfläche: Partnerschaftlich üben

Vielleicht können Sie ja jemanden für die Arbeit auf dem Trampolin begeistern:

- Stehen Sie, je nachdem wie Sie können, enger oder schmaler. Ihr Partner spielt Ihnen per Handschlag einen Luftballon zu.

- Versuchen Sie, ihn mit der rechten oder der linken Hand zurückzuschlagen. Wichtig ist dabei, dass Sie das Gleichgewicht halten.

- Steigerung 1: Stehen Sie im Ausfallschritt.

- Steigerung 2: Stellen Sie die Füße ganz eng zusammen.

Gleichgewichtstraining auf der Nintendo Wii-Konsole

Mit virtuellem Spielen können Sie wunderbar das Gleichgewicht trainieren – allein oder mit Freunden, Kindern, Enkeln. Sie brauchen ein wenig Technik, aber dann kann es schon losgehen.

Computerspiele stehen ja immer eher im Ruf, zu Unbeweglichkeit und Bequemlichkeit zu verführen. Das geht auch anders: Die Playstation ist ein (eigentlich gar nicht mehr so neues) Spielgerät. Es wird an ein Fernsehgerät angeschlossen. Eingebaut in die Konsole sind Sensoren, die die Bewegungen des Spielers registrieren und sie auf die Spielfiguren auf dem Bildschirm übertragen. Der Fundus der erhältlichen Spiele ist mittlerweile recht groß. Beispiele sind Tennis, Boxen oder Bowling. Für die Spiele benötigen Sie für die Datenübertragung einen Remote Controller (also eine Fernbedienung). Der Spieler hält ihn in der Hand und benutzt ihn z. B. beim Tennisspielen als Schläger. Es können bis zu vier Personen gleichzeitig spielen – auch ein Doppelspiel ist damit möglich.

Technik weiter ergänzen

Eine tolle Ergänzung ist die CD »Wii Fit Plus«, auf der das sogenannte Balance Board zum Einsatz kommt. Das ist eine Balance-Körperwaage, die aus vier betretbaren Sensorflächen besteht. Das Spiel Wii Fit lässt sich überwiegend mit dem Balance Board steuern. Einzige Limitierung: Das maximale Körpergewicht beträgt 150 Kilogramm. Verschiedene Übungen für das Gleichgewicht können Sie mit diesem Board machen. Bei einem der Spiele muss der Spieler z. B. versuchen, durch Verlagerung des Körperschwerpunktes die Kugeln in ein Loch oder später in mehrere Löcher zu bugsieren.

Was sagen wissenschaftliche Untersuchungen

Bislang gibt es zu diesem Thema erst wenige Arbeiten. Sie sind aber durchaus sehr positiv zu deuten. Gezeigt haben diese Untersuchungen: Leichter Betroffene (Hoehn & Yahr I–II) konnten ihre Spielleistungen steigern und waren dabei sehr motiviert. Eine andere Untersuchung zeigte, dass auch etwas schwerer Betroffene (Hoehn & Yahr III–IV) vom Spielen mit der Wii profitieren können. Ob ein herkömmliches Training des Gleichgewichts besser oder schlechter ist, ist nicht abschließend geklärt: Die eine Untersuchung sagt ja, die andere kommt zu der Aussage, dass beide Maßnahmen gleichwertig sind.

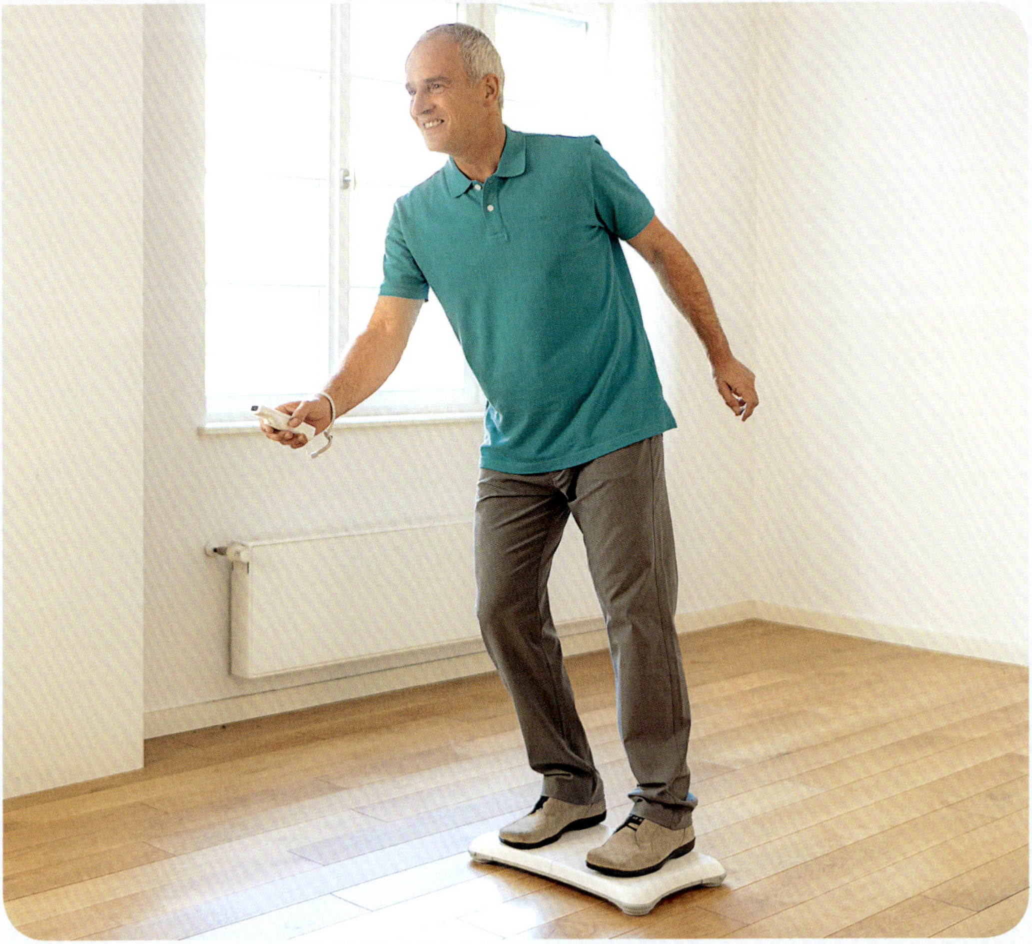

Computer können Sie auch stehend zum Spielen nutzen – von wegen Couch-Potato.

Wer ist geeignet?

Das Spiel mit einer Spielkonsole ist recht anspruchsvoll und fordert und trainiert Koordination, planerische Fähigkeiten und Aufmerksamkeit. Enthalten in dem Spiel sind auch visuelle und akustische Hinweise. Diese Bestandteile des Spiels sollen dem Spieler zum einen helfen, seine Gleichgewichtsbewegungen besser zu steuern, und zum anderen bekommt er eine Rückmeldung über den Bewegungsverlauf oder das Bewegungsergebnis. Da die Wahrnehmung von Betroffenen vermindert ist, sind Sie stärker von externen Rückmeldungen abhängig. Beim Spielen erhalten Sie viel positives Feedback, wodurch sich ein Erfolgsgefühl einstellt und so den Belohnungseffekt beim Lernen verstärkt. Das kann Ihre Motivation und die Lust zum Weiterüben steigern. Wenn Sie zu den Startern gehören, eignet sich für Sie die Anfängerstufe am besten. Haben Sie bereits regelmäßig geübt, können Sie sich schnell verbessern.

Wichtig ist, dass Sie nicht sturzgefährdet und bereit und fähig sind, die Aufgaben zu erfassen und durchzuführen.

Wie sollten Sie trainieren?

In den Untersuchungen war die Trainingsdauer 3-mal pro Woche etwa 30–60 Minuten. Daran können Sie sich halten. Natürlich sollten Sie jederzeit Rücksicht nehmen auf Ihre

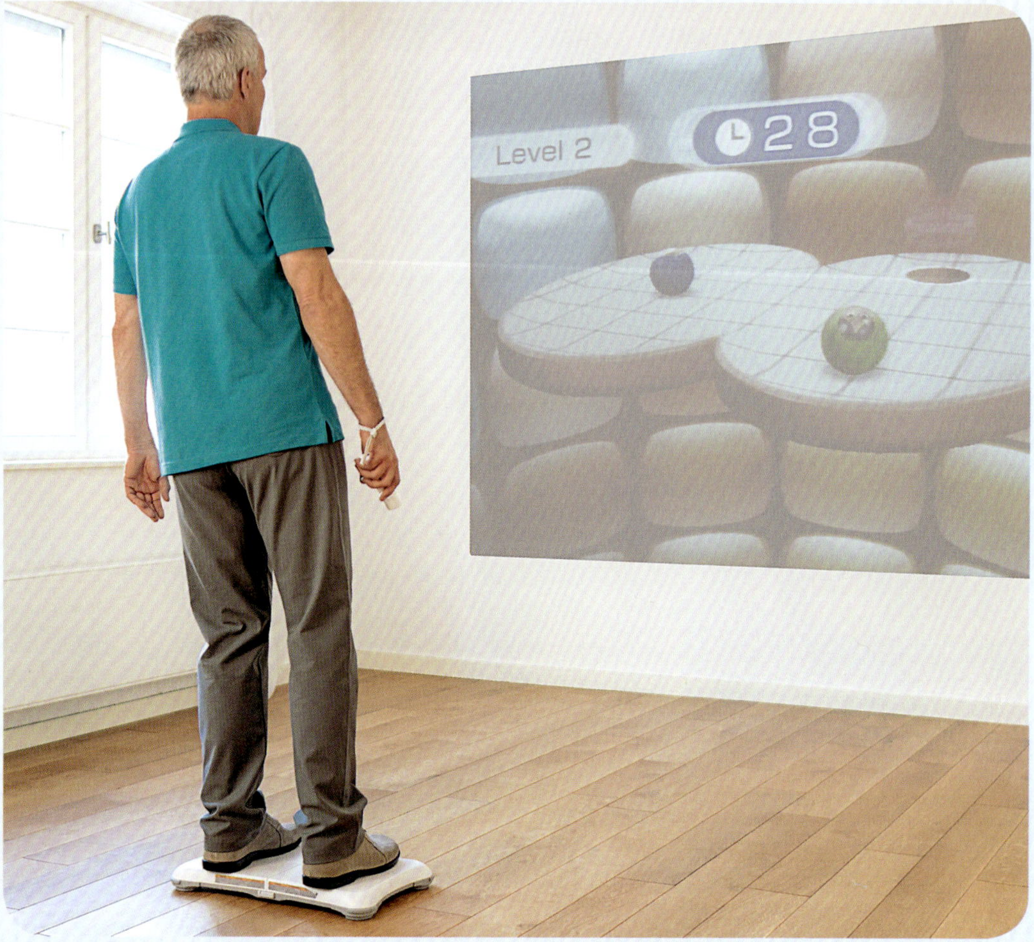

individuelle Belastbarkeit. Spielen Sie während des Übens nicht immer nur ein Spiel, sondern wechseln Sie ab. Die Anforderungen an die Beweglichkeit sind in den verschiedenen Spielen sehr unterschiedlich. Fühlen Sie sich auf dem Board unsicher, können Sie vielleicht in einer Zimmerecke üben. Alternativ können Sie Stühle auf beiden Seiten – neben sich sowie vor und hinter sich – positionieren, um sich bei Bedarf festhalten zu können.

Die Spiele haben verschiedene Trainingsschwerpunkte. Wählen Sie Spiele, bei denen Sie den Körperschwerpunkt in alle Richtungen oder von links nach rechts verlagern müssen. Beispiele sind: Skiabfahrt, Snowboarden, Seiltanz, Pinguin oder Kopfball. Nicht so gut geeignet wären z. B. Flusskugel oder Sprungschanze. Bei diesen Spielen entsteht eine starke Vorfußbelastung, was bei den meisten Betroffenen schon im Alltag natürlich sein wird. Tipp für Ihre Motivation: Speichern Sie die Spielergebnisse mit Siegerpunkten, Punkten und Platzierungen.

▲ Selbst Profis konstatieren zum Board: Gar nicht so einfach. Lassen Sie es langsam angehen.

Klinikerfahrungen

Wir trainieren mit den Betroffenen fast immer mit dem Wii-Fit-Plus-Paket und dem dazu benötigten Balance Board. Ideal erscheint die Kategorie Balance-Spiele. Die Betroffenen haben meist sehr viel Spaß und Freude beim Spielen. Die Trainingszeit vergeht für alle wie im Flug und viele würden am liebsten länger weiterspielen. Die Motivation der Betroffenen ist sehr hoch und sie warten oft voller Ungeduld auf die nächste Therapiesitzung.

Hin und wieder kann es vorkommen, dass manche Betroffenen im Nacken und Rücken stark verkrampfen – in diesem Fall sind andere Gleichgewichtsübungen vorzuziehen. Zu zweit spielen hat auch seinen Reiz. Erstens wird noch mehr Ehrgeiz im Zweikampf entwickelt und zweitens sind Sie gezwungen, zwischendurch einmal zu pausieren. Eine kleine Pause zwischen den Spielen ist für alle erholsam und auch zu empfehlen. Die Wii lobt bei häufigem Spielen und tadelt bei Inaktivität, was ein zusätzlicher Anreiz zum Üben geben kann.

Bei einigen Spielen, z. B. Kopfball, sind sehr schnelle Bewegungen erforderlich. Sollten Sie nach einigem Üben feststellen, dass Sie dabei überfordert sind, wählen Sie bitte ein anderes, etwas langsameres Spiel zum Üben.

Bei einem neueren Spielpaket von Nintendo (Wii Fit U) kann man auf dem Balance Board stehend Golf spielen. Der Controller wird dabei gleichzeitig als Schläger benutzt. Nach dem Schlagen können Sie sich eine Analyse erstellen lassen, um so schneller Ihre Technik zu verbessern.

Andere virtuelle Trainingsmöglichkeiten

Eine weitere Möglichkeit bietet Microsoft mit der Kinect Xbox und dem Spiel Kinect Adventures. Sie trainieren das Gleichgewicht stehend auf dem Boden, ein Balance Board ist dafür nicht notwendig. Auch dazu zeigen Studien mit einigen leichter Betroffenen, dass sie von dem Training profitieren konnten.

Was ist vor einem Kauf zu beachten?

Wenn Sie über ein Training mit der Spielkonsole nachdenken, sollten Sie das Gerät vor einem Kauf einmal ausprobiert haben. Vielleicht finden Sie im Bekannten- oder Freundeskreis die Möglichkeit, die Wii einmal zu testen.

In der Regel merken die Betroffenen ziemlich schnell, ob ihnen das Gerät zusagt oder eher Unwohlsein erzeugt. Und: Unwohlsein oder starke Unsicherheit sprechen eher gegen einen Kauf.

Andere Betroffene werden sehr schnell Feuer fangen und an der Wii Freude und Gefallen finden. Diese Kandidaten werden bei einem Kauf nichts verkehrt machen.

Andere Methoden und Übungen

Ein interessanter Therapie-Ansatz ist die LSVT/BIG-Methode, die für Parkinson-Betroffene entwickelt wurde. Sie eignet sich jedoch leider nicht für jeden.

Die Abkürzung LSVT steht für »Lee Silverman Voice Treatment«. Sie trägt den Namen einer Betroffenen, ihre schwere Sprechstörung hat die Entwicklung dieses Therapieverfahrens initiiert. LSVT, auch LSVT/LOUD genannt, strebt einzig die Erhöhung der Sprechlautstärke an. Auch hier konnten Untersuchungen in den vergangenen 20 Jahren zeigen, dass LSVT/LOUD sehr wirksam ist, um Sprechstörungen (und auch andere Symptome) bei Parkinson-Betroffenen erfolgreich zu behandeln. Inzwischen ist es ein allgemein anerkanntes Therapieverfahren.

Was ist BIG?

Eine US-amerikanische Forschungsgruppe hat auf Grundlage des LSVT/LOUD das neue Behandlungskonzept »BIG« entwickelt – die Buchstaben stehen für das englische Wort »groß«. Die Überlegung der Gruppe war: Wenn sich mit Lautstärke das Sprechen verbessern lässt, so könnten große Bewegungen auch die Beweglichkeit verbessern. Im Fokus der Behandlung stehen also die zu kleinen und zu langsamen Bewegungsausschläge (Brady- und Hypokinese). Das Ziel ist: das Ausmaß der Bewegung zu vergrößern.

Außerdem soll durch die großen Bewegungen erreicht werden, dass Betroffene ihre Alltagsbewegung besser wahrnehmen können. Durch das intensive Üben großer Bewegungen und die kontinuierliche Rückmeldung des Therapeuten lernt der Betroffene, seine Bewegungen neu zu kalibrieren. Das Training setzt sich zusammen aus sich sehr häufig wiederholenden Grundübungen sowie zielgerichteten Aktivitäten des täglichen Lebens.

Wie funktioniert das?

Das Therapiekonzept berücksichtigt die individuellen Bedürfnisse und Vorlieben eines Betroffenen (wie Gehen, Körperlagewechsel im Bett, Treppensteigen, Bügeln, Hobbys usw.) und das Training wird darauf abgestimmt. Sowohl die Grundübungen wie auch die Aktivitäten des täglichen Lebens trainieren Sie mit einem hohen Einsatz von Anstrengung und Genauigkeit. Die Therapie fordert, dass sich diese innerhalb von vier Wochen Schritt für Schritt steigern. Das Ziel ist, bei Alltagsbewegungen eine neue Qualität zu erlangen. Der Alltag dient dabei als Übungsplattform, um so die verbesserten Bewegungsabläufe zu automatisieren.

Ein weiterer wichtiger Aspekt ist die Motivation der Betroffenen. Das Beste wäre, Sie fänden einen Therapeuten, der das Zertifikat zur Ausübung von LSVT/BIG besitzt. Hilfe bei der Suche bietet die Homepage von »LSVT global« (www.lsvtglobal.com).

Was sagen wissenschaftliche Erkenntnisse?

Eine deutsche Studie mit 60 Patienten (sowie ein nordamerikanische Studie) konnte sehr gut zeigen, dass sich über die Methode positive Veränderungen der Beweglichkeit herstellen ließen.

Für welche Betroffenen ist die Methode geeignet?

Unserer Erfahrung nach eignet sich die Methode am besten für Betroffene im frühen Erkrankungsstadium, insbesondere für solche mit Akinese-Rigor-Typ. Günstig ist eine optimale Medikamenteneinstellung, möglichst ohne Schwankungen in der Wirkung. Der Betroffene sollte keine größeren Einschränkungen haben. Schmerzen, Dystonien (»extreme« Störungen in der Muskelspannung), Tremor, Gebrechlichkeit oder posturale Instabilität (Störung der aufrechten Körperhaltung) sind leider ein zu großes Hindernis für diese Therapie. Aber auch schmerzhafte Gelenke oder Wirbelsäulenstörungen sowie Herz-Kreislauf- oder Atemwegs-Erkrankungen können ein großes Hindernis bei der Durchführung der Therapie darstellen.

Klinische Subtypen des idiopathischen Parkinson-Syndroms:

- Akinetisch-rigider Typ: Bewegungsarmut und Steifigkeit stehen im Vordergrund.
- Tremordominanztyp: Der einseitige Ruhetremor steht im Vordergrund.
- Äquivalenztyp: Alle drei Kernsymptome sind im Vordergrund – ohne Vorherrschen eines Symptoms.

Effektive, aber anstrengende und anspruchsvolle Therapie

Wichtig ist auch, dass Sie als Betroffener über eine gute Konzentrations- und Merkfähigkeit verfügen, die Ihnen erlaubt, das Gelernte im Alltag umzusetzen.

Idealerweise sollten Sie Ihre Angehörigen in die Therapie einbinden, damit sie Sie im häuslichen Umfeld unterstützen können. Ergänzend zu Behandlungen in Praxis oder Klinik ist das Üben mit dem Therapeuten zu Hause oder am Arbeitsplatz äußerst nützlich. Viele der individuell benötigten Bewegungsabläufe sind sehr verschieden und brauchen die therapeutische Feinheit, um Ihnen auch im Alltag die kleinen Unterschiede in der Wahrnehmung zugänglich zu machen.

Häufig fallen dem Therapeuten, also dem Blick »von außen«, schon zu einem frühen Behandlungszeitpunkt leichte Konzentrationsstörungen oder eine eingeschränkte Merkfähigkeit auf. Sie könnten ausreichen, das Einbringen des neu erlernten Bewegungsverhaltens in den Alltag zu erschweren. Diese kognitiven Einbußen nehmen Sie selbst oder Ihre Angehörigen oft nicht wahr. Häufig lassen sich diese Einschränkungen nicht einmal durch Tests nachweisen. Sollten sich diese Entwicklungen bei Ihnen zeigen und haben Sie Probleme, die großen und kleinen Bewegungen im Alltag aus- oder fortzuführen, kann Ihnen die Therapie dennoch dabei helfen, Ihren Gleichgewichtssinn zu verbessern. Auch wenn Sie vielleicht etwas stärker auf Unterstützung durch Ihren Therapeuten angewiesen sind.

Einzeltherapie besser LSVT/BIG-Elemente werden Ihnen vielleicht auch als Gruppentherapie angeboten. Darin enthalten sind jedoch Grundübungen, die nur einen kleinen Teil des LSVT/BIG-Spektrums darstellen. In dem Fall haben Sie nicht die LSVT/BIG-Therapie in vollem Umfang erhalten. Achten Sie darauf, dass Sie darüber aufgeklärt werden. Denn ob diese Gruppenform tatsächlich Erfolg hat, ist bis heute nicht erwiesen. Nach heutigem Kenntnisstand ist die Wirksamkeit der LSVT/BIG-Methode nur gegeben, wenn Sie alle Elemente in der geforderten Quantität und Qualität erhalten.

Therapie verordnet bekommen

Seit 2012 ist LSVT/BIG im Heilmittelkatalog der Ergotherapie enthalten und kann vom Arzt als Heilmittel (16-mal Ergotherapie mit sensomotorischer perzeptiver Behandlung bei Morbus Parkinson) verordnet werden. Alternative Möglichkeit: 10-mal Krankengymnastik auf neurologischer Grundlage mit einer Frequenz bis 5-mal pro Woche, sowie zwei Folgeverordnungen über jeweils 10-mal Krankengymnastik auf neurologischer Grundlage. Die Kosten für die Behandlung übernehmen gesetzliche und private Krankenversicherungen (ebenso die Beihilfe). Bei den Physiotherapeuten ist die Methode derzeit noch nicht in den Heilmittelkatalog aufgenommen.

Aktiv mit Sport gegen Parkinson

Gerade in der Frühphase ist es wichtig, aktiv zu sein und es auch zu bleiben. Wenn Sie in einer Gruppe oder einem Verein aktiv sind, versuchen Sie, es beizubehalten. Betroffene neigen dazu, schon vor Ausbruch sowie in der Frühphase der Erkrankung weniger aktiv zu sein. Menschen mit Parkinson sind im Durchschnitt ein Drittel weniger aktiv als nicht-betroffene Menschen gleichen Alters. Als Grund dafür nennen sie oft einen verminderten Antrieb, Müdigkeit sowie depressive Verstimmungen. Aber auch Rückenschmerzen sowie Schmerzen in den Beinen

»Ein Nebeneffekt war eine gute Grundstimmung!«

Ich bin Parkinson-Betroffener im H&Y-Stadium II und habe Erfahrungen mit der LSVT/BIG-Methode gemacht. Mit der Therapie habe ich nicht nur mein Ausmaß der Bewegung verbessert, sondern auch meine eigene Körperwahrnehmung. In meinem Fall betraf das z. B. meine unmittelbare Situation nach dem morgendlichen Aufstehen – zu dem Zeitpunkt spürte ich meine versteiften Körperbewegungen besonders intensiv. Wenn ich dann meine BIG-Übungseinheit absolvierte, wirkte sie wie »Weichmacher« – und das unterstützte mich dabei, die Schultern aufzurichten, beweglicher zu sein und meine Schrittlänge zu vergrößern – damit ich den bevorstehen (Arbeits-)Tag schaffe.

Grundstimmung: Gut

Und das hatte bei mir einen wunderbaren (Neben-)Effekt: Denn nach getaner Arbeit entsteht eine positive »Grundstimmung« – und das ist nach meiner Meinung gar nicht hoch genug einzuschätzen. Diese Mischung aus Stolz, Befriedigung und körperlicher Erschöpfung mündet zumeist in ein positives Selbstwertgefühl, und es vermittelt mir die beruhigende Erkenntnis, dass von meiner Seite alles getan ist, was ich tatsächlich aktiv tun kann, um gegen die Krankheit bzw. deren Symptome vorzugehen. Parkinson-Betroffene entwickeln oft immer wieder depressive Episoden – diese Therapie dürfte ihre Psyche stabilisieren. Denn die Anspruchshaltung bei der LSVT/BIG-Methode ist klar umrissen: Die Eigeninitiative des Betroffenen bleibt die tragende Voraussetzung. Ein Therapeut regt sie an, »coacht« den Betroffenen. So kann er seine Ziele am oberen Limit aufrechterhalten.

Individuell und wirksam

Besonders ist auch die maßgeschnittene Therapie. Neben den Grundübungen wurden bei mir auch patienteneigene Aktivitäten des Alltags (z. B. Baby wickeln usw.) in das Training integriert. Wer zudem regelmäßig übt, kann seine Leistungsfähigkeit realistisch bestimmen. Und wenn man einmal wieder über sich hinauswachsen kann, gibt es einem selbst und auch seinem Umfeld einen gehörigen Motivationsschub

können auftreten und von sportlichen Aktivitäten abhalten.

Dabei wissen wir heute, dass Sie all diese Symptome, gerade mit Sport, positiv beeinflussen können. Außer den positiven körperlichen Veränderungen durch Sport verbessert sich erstaunlicherweise auch die kognitive Leistungsfähigkeit, z. B. Merkfähigkeit oder Aufmerksamkeit. Wenn Sie also noch keinen Sport machen, suchen Sie sich einen Verein oder eine Sportgruppe mit einer Sportart, die Ihnen Spaß macht. Den inneren Schweinehund können Sie möglicherweise in einer Gruppe besser überwinden als allein zu Hause.

Grundsätzlich sind viele Sportarten möglich, vor allem in den Stadien I–II nach Hoehn & Yahr, also wenn die Einschränkungen eher noch gering sind. Ab dem Stadium III lässt dann meist die Gleichgewichtsleistung nach.

Kommunikation erhalten, Stimme und Sprache trainieren

Simone Maureen Wolber arbeitet seit 2014 in der Parkinson-Klinik Ortenau. Sie ist davon überzeugt, dass eine logopädische Therapie nur durch tägliches Üben und alltagsrelevante Ziele erfolgreich sein kann.

Häufig verändern sich im Verlauf der Parkinson-Erkrankung die Stimm- und Sprechfunktionen. In manchen Fällen ist das sogar das erste Symptom. Natürlich ist nicht nur die Stimme ein ausschlaggebender Faktor. Denn in den meisten Fällen büßt die Sprache an Verständlichkeit ein. Und das birgt die Gefahr, dass sich Betroffene aus der Kommunikation zurückziehen, frustriert sind und soziales Miteinander meiden.

Symptome

- veränderte Atmung (z. B. flach, kurzatmig)
- leise Stimme mit verändertem Stimmklang (z. B. heiser, rauer)
- Sprechtempo
- undeutliche Aussprache (»nuscheln«)
- monotones Sprechen
- »maskenhafter« Gesichtsausdruck

Zeitpunkt des Therapiebeginns

Spätestens wenn sich bei Ihnen Stimm- und Sprechfunktion verändern, sollten Sie mit einer Therapie und/oder Eigentraining beginnen.

Eigentraining

Atmung:

- Setzen Sie sich mit einem aufrechten Rücken auf einen Stuhl. Achten Sie darauf, dass Sie möglichst entspannt und nicht verkrampft sitzen. Atmen Sie durch die Nase tief in den Bauch ein, halten Sie die Luft einen Moment an und atmen Sie anschließend durch den Mund auf den Buchstaben /f/ langsam und gleichmäßig aus (Lippenbremse). Weitere Möglichkeiten: /sch/ /m/ /w/ usw.
- Kontrollieren Sie Ihre Haltung wie in der vorhergehenden Übung. Lassen Sie jedoch die Arme locker seitlich hängen. Nehmen Sie nun beim Einatmen die Arme nach oben, beim Ausatmen langsam wieder nach unten. Unterstützend wirkt auch ein Seufz-Ton.
- Atmen Sie nun auf ein /f/ zuerst leise, dann lauter werdend aus: ffffffff

Stimme und Lautstärke:

- Atmen Sie in aufrechter Haltung ein und tönen Sie ein lautes »A« so lange wie möglich mit großer Mundöffnung. Ist ihre Stimme anfangs rau und kratzig, beginnen Sie mit einem »MA«.

- Rufen Sie spontan Rufwörter (z. B.: Halt! Stopp! Hilfe! Hallo!) laut und ohne Hemmung. Wiederholen Sie das mehrfach.
- Sprechen/lesen Sie nun in Ihrer lauten und guten »A«-Stimme

Artikulation:

- Vorbereitende und tonusregulierende Übungen:
  - Gähnen: Locker stehen/sitzen und bei geöffnetem Mund laut auf ein /a/ oder /o/ gähnen (Variante – leise gähnen, bei geschlossenem Mund).
  - Gesicht: Mit Fingerkuppen locker über das Gesicht klopfen. Abschließend das Gesicht ausstreichen.
- Übungen auf Laut- und Silbenebene:
  - Sprechen Sie die Vokale laut und mit übertriebenen Mundbewegungen (Hilfe: Spiegelbild):

    A E I O U EI EU AU
  - Sprechen Sie nun zunächst leise, dann lauter:

fa	fe	fi	fo	fu	
wa	we	wi	wo	wu	
scha	sche	schi	scho	schu	
pape		papi		papo	papu
tate		tati		tato	tatu
kake		kaki		kako	kaku

- Zungenbrecher und Korkensprechen: Eine effektive Variante, um die Artikulation ebenfalls zu trainieren, ist das Sprechen von Zungenbrechern (z. B. Hätten Hottentotten Tüten, täten sie mit Tuten töten). Versuchen Sie ebenfalls einmal, die Artikulationsübungen mit einem Korken im Mund zu sprechen. Zunächst ein Wort mit Korken und im Anschluss daran ohne Korken und im Verlauf die Äußerungslänge steigern. Hören und spüren Sie den Unterschied.

Betonung:

- Werden Sie immer lauter. Zählen Sie von 1 beginnend aufwärts und werden Sie bei jeder 2. Zahl lauter:

  1 **2** 3 **4** 5 **6** 7 **8** 9 **10** ...

  Bei dieser Übung können Sie nach Belieben variieren.
- Tonleiterübung: Bitte summen Sie auf die Silbe /la/ die Tonleiter rauf und runter. Wiederholungen tun gut. Variieren Sie mit den Silben (/le//li//lo/usw.)

Feedback von der Familie und Bekannten

Gleichzeitig mit der veränderten Stimmqualität und der Sprechweise tritt eine veränderte Selbstwahrnehmung auf. Der Parkinson-Betroffene nimmt sich selbst als laut genug wahr. Daher ist eine konstruktive Kritik von der Familie und Bekannten ungeheuer wichtig und nicht wegzudenken.

Tipps & Tricks:

- Trinken Sie ausreichend während der Übungen.
- Achten Sie auf Ihre Sitzhaltung.
- Vermeiden Sie häufiges Räuspern, husten Sie stattdessen laut! Hintergrund: Ständiges Räuspern »stupst« die Stimmbänder lediglich an. Und ständige Reizung – reizt eben das Gewebe. Gelegentliches kräftiges Husten »sprengt« gewissermaßen die Stimmbänder frei und schont das Gewebe.
- Versuchen Sie, Ihre Wahrnehmung durch Audioaufnahmen zu schulen, z. B. Videoaufnahmen, Anrufbeantworter usw.
- Angeleitetes Eigentraining ist wirkungsvoller als nicht angeleitetes Training. Holen Sie sich eine professionelle Meinung zu Ihrer Stimme/Ihrem Sprechen ein.

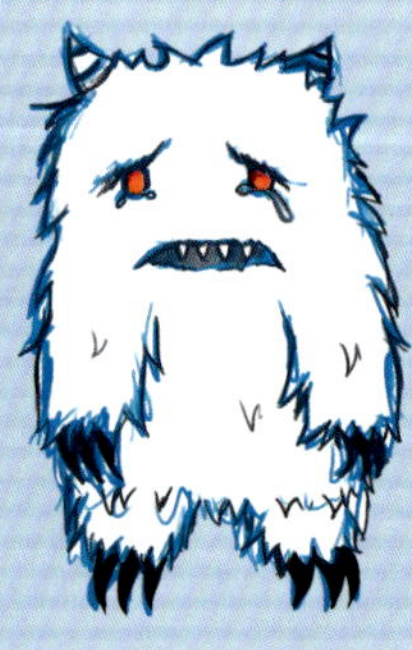

Übrigens

Wir wissen heute, dass Parkinson-Betroffene ihre sportlichen Leistungen ebenso verbessern können wie gesunde gleichaltrige Personen. Der einzige Unterschied: Der Übungseffekt ließ zwischen den Trainingseinheiten schneller wieder nach. Das heißt für Sie: Lassen Sie nicht nach, bleiben Sie hochfrequent aktiv und machen Sie somit dem »Parkinson« das Leben schwer.

Aber das heißt nur, dass Aktivitäten mit viel Tempo eher nicht mehr geeignet sind. Grundsätzlich kommt bei Sportarten mit schnellem Tempowechsel und sehr schwierigen koordinativen Anforderungen der Zeitpunkt, an dem Sie sich überfordert fühlen werden. Aber dann gibt es für Sie sicherlich viele alternative Möglichkeiten, eine andere, besser geeignete sportliche Aktivität zu finden und zu praktizieren.

Stellen Sie sich für das Durchführen oder Weiterpraktizieren einer sportlich sehr anspruchsvollen Aktivität folgende Fragen:

1. Nimmt die Verletzungsgefahr für mich oder andere zu?
2. Bin ich nicht mehr schnell genug?
3. Ist es schwer, aufmerksam und konzentriert zu bleiben?
4. Kann ich nicht gut damit umgehen, dass ich nicht mehr an vergangene Leistungen anknüpfen kann?
5. Ist der Spaßfaktor weggefallen?

Bei nur einem »Ja« als Antwort sollten Sie sich eine passendere Sportart suchen.

Was bringt der Sport?

Grundsätzlich profitieren Sie vom Sport, weil er Ihr Herz-Kreislauf-System verbessert, und das führt zu einer besseren Belastbarkeit. Es entstehen zusätzlich viele andere positive Effekte, z. B. geringere Schmerzen und eine vermehrte Ausschüttung von Dopamin bis hin zu einer besseren Stimmung. Wichtig ist, dass Sie Freude an der Sportart haben, denn dadurch bauen Sie die notwendige Motivation auf und erhalten sie. Untersuchungen haben auch gezeigt, dass Sport in der Frühphase einen krankheitsverzögernden Effekt bei Parkinson-Betroffenen hat. Außerdem haben wir beobachtet: Je abwechselnder das Training ist und je stärker Partner mitmachen, desto besser halten Sie die Aktivität durch.

Übertreiben Sie es?

Es kommt immer wieder vor, dass Betroffene die Aktivität bis zur völligen Erschöpfung und Bewegungslosigkeit praktizieren. Der Grund dafür kann in einer Störung der Impulskontrolle liegen – eine Nebenwirkung der Medikamente (Dopaminagonisten). Trifft das auf Sie zu, sollten Sie das mit Ihrem Neurologen besprechen.

Achten Sie darauf, dass Sie zwar intensiv trainieren, aber gleichzeitig Ihre individuellen Leistungsgrenzen nicht aus den Augen verlieren.

Tanzen bei Morbus Parkinson

Tanzen kann zu einigen Verbesserungen bei den Betroffenen führen. Besonders mit Tangotanzen (argentinischer Tango) konnten Parkinson-Betroffene ihre Motorik sehr weit verbessern. Natürlich liegt auch dem eine systematische Untersuchung zugrunde: Die Testpersonen haben zweimal eine Stunde pro Woche geübt, und das über einen Zeitraum von zehn Wochen. Das Ergebnis: Gang, Gleichgewicht sowie Gehgeschwindigkeit verbesserten sich. Dabei war es egal, ob die Personen mit oder ohne Partner trainierten. Die Verbesserungen waren auch einen Monat nach Studienende noch nachweisbar. Eine weitere, aber intensive und kürzere Tango-Schulung von nur zwei Wochen erzielte ähnlich gute Ergebnisse. Die Teilnehmer befanden sich im Krankheitsstadium nach Hoehn & Yahr I–III. Des Weiteren haben Forscher in der Frühphase den argentinischen Tango mit Foxtrott, Walzer und Tai Chi verglichen. Die Tangoteilnehmer hatten sich nach 13 Wochen deutlicher verbessert als die Teilnehmer der anderen Aktivitäten. Was sich zudem zeigte ist, dass Tangotänzer aufrechter gingen.

Warum schneidet der argentinische Tango so gut ab?

Auf die Frage, warum der Tango besonders gut schult, gibt es verschiedene Antworten:

- Beim argentinischen Tango gibt es keine festgelegten Schrittfolgen, die Tänzer müssen sehr viel improvisieren. Das fordert sehr viel Aufmerksamkeit und Reaktionsvermögen.
- Beim Tango gibt es mehr Rhythmus- und Geschwindigkeitswechsel als bei anderen Tanzstilen.
- Kurze Pausen unterbrechen immer wieder den Fluss, den die Tänzer dann wieder an der richtigen Stelle fortsetzen müssen.
- Die Musik scheint sich positiv auf die Stimmung und Psyche auszuwirken.

Zudem: Zwar scheint Tangotanzen anderen Tanzarten überlegen zu sein. Gleichzeitig zeigten sich durch andere Tanzstile auch deutliche Verbesserungen. Sind Sie also kein Tango-Fan und tanzen lieber Foxtrott, dann tanzen Sie Foxtrott! Hautsache, Sie ärgern den Parkinson mit Bewegung.

Beachten Sie: Tangotänzer müssen oft rückwärtsgehen und das kann zu Stürzen führen. Seien Sie deshalb vorsichtig, wenn Sie gangunsicher sind. Außerdem sollte der Inhalt des Tangokurses sich möglichst an die Möglichkeiten der Teilnehmer anpassen – und nicht umgekehrt. Empfehlung: Tanzen Sie zweimal pro Woche eine Stunde.

Klinische Erfahrungen

Einige Betroffene berichten hin und wieder mit Begeisterung über ihre Tanzkursteilnahme. Das sind meist die, die immer schon gerne getanzt haben. Vermutlich sind die Betroffenen, die einen Bezug zum Tanzen haben oder hatten, die besten Kandidaten für das Tangotanzen. Es ist wie immer: Sie haben Aktivitäten, die Sie gerne machen und andere wieder nicht. Wichtig ist, dass Sie mit Freude und Begeisterung bei der Sache sind. Wenn Sie also Lust zum Tanzen verspüren, zögern Sie nicht, legen Sie los. Vielleicht können Sie Ihren Partner dafür ge-

Interview mit Professor Jost

Wolfgang Jost ist Neurologe und seit 2013 Chefarzt der Parkinson-Klinik Ortenau sowie Leiter der Botulinumtoxin-Ambulanz am Universitätsklinikum Freiburg i. Br. Sport ist wichtig!

Er hat an der Universitätsklinik Mainz promoviert und hat sich an der Universitätsklinik Homburg/Saar über »Autonome Störungen beim Parkinson-Syndrom« habilitiert, wofür ihm der Parkinson-Preis der Deutschen Gesellschaft für Neurologie verliehen wurde. Im Jahre 2000 erhielt er den Titel Professor durch das Land Hessen, 2002 durch die Universität des Saarlandes. Er ist Autor mehrerer Bücher und Herausgeber der Zeitschrift Basal Ganglia, zusätzlich war er zehn Jahre im Vorstand der Deutschen Parkinson Gesellschaft und ist seit vielen Jahren im Beirat der Deutschen Parkinson Vereinigung.

Professor Jost, inwieweit sind körperliche Aktivitäten bei Parkinson-Betroffenen wichtig? Viele Betroffene haben doch vermutlich eher Scheu vor Bewegung, weil sie sich eingeschränkt fühlen, vor allem wenn die Erkrankung fortschreitet.

Ausreichend Bewegung ist für alle Menschen wichtig und für Menschen mit körperlichen Einschränkungen ein unverzichtbarer Therapieansatz. Parkinson-Betroffene haben keine Scheu vor der Bewegung, sind aber häufig in der Mobilität eingeschränkt und haben auch berechtigte Angst vor Stürzen. Dementsprechend müssen bei ihnen die Voraussetzungen für mehr körperliche Aktivitäten geschaffen werden. Einem sturzgefährdeten Betroffenen sollte man sicher nicht Fahrradfahren empfehlen, aber er hat viele andere Optionen.

Welchen Stellenwert hat die Physiotherapie aus ärztlicher Sicht? Welche physiotherapeutischen Maßnahmen empfehlen Sie wann besonders?

Physiotherapie ist in der Behandlung des Parkinson-Syndroms unverzichtbar. Dabei geht es weniger um das Verfahren und die Intensität als vielmehr um die Motivation und konsequente Umsetzung. Die beste Methode hat wenig Erfolg, wenn sie nur gelegentlich und kurz eingesetzt wird. Viel wichtiger ist es, Methoden zu vermitteln, die täglich ein- und umgesetzt werden können.

Vertragen sich alle Parkinson-Medikamente mit Bewegung und körperlicher Aktivität, oder muss man etwas beachten?

Beide Verfahren ergänzen sich. Es gibt glücklicherweise keine Einschränkungen. Man muss bei körperlichen Betätigungen natürlich auf

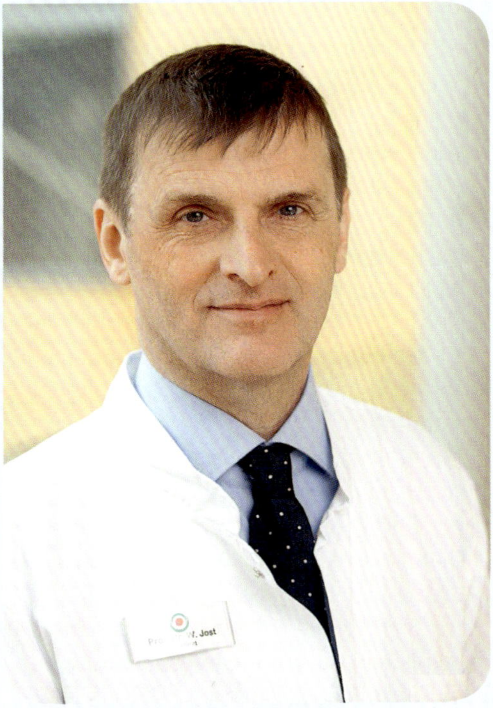

Prof. Dr. med. Wolfgang Jost

Sturzneigung achten und auch darauf, dass eventuell der Bedarf an dopaminerger Medikation durch intensive körperliche Aktivität erhöht wird.

Wie erleben Sie die Stimmung und Motivation der Betroffenen, die gezielt Bewegungsangebote wahrnehmen und sich aktiv bewegen?

Es macht keinen Sinn, Betroffenen ein Programm überzustülpen. Sie müssen die Angebote als positiv empfinden und umsetzen wollen. Ein Mann, der nie getanzt hat, wird das Angebot einer Tanztherapie weniger annehmen als jemand, der immer schon gerne getanzt hat. Es müssen also individuelle Programme entwickelt werden. Idealerweise bespricht man die mit dem Betroffenen und setzt sich gemeinsam realistische Ziele.

Es wird den Betroffenen empfohlen, so früh wie möglich mit den Übungsaktivitäten zu beginnen. Trifft das auch auf die Medikamente zu?

Die Empfehlungen haben sich in den vergangenen Jahren geändert. Waren wir früher etwas zurückhaltend mit dem Therapiebeginn, wird heute eine Medikation ab Diagnosestellung empfohlen. Die Gründe sind, dass die Krankheit bei Diagnosestellung bereits seit Jahren besteht, mit der Therapie eine weitgehende Symptomfreiheit und damit Lebensqualität erzielt werden kann und es keine Hinweise gibt, dass sich ein späterer Therapiebeginn positiv auf den Krankheitsprozess auswirken würde. Die Krankheit schreitet voran, ob wir behandeln oder nicht. Im fortgeschrittenen Stadium sind die Erfolgsaussichten leider begrenzt, deshalb gilt es, so früh wie möglich mit einer konservativen und medikamentösen Therapie zu beginnen.

Ist es sinnvoll, bei nachlassenden Leistungen während sportlicher Aktivitäten zusätzlich Medikamente einzunehmen?

Die Frage kann man nur von Fall zu Fall beantworten. Grundsätzlich lässt sich sagen, dass jede physische Aktivität zu einem höheren Dopaminbedarf führen kann. Außerdem sollten die Betroffenen bei der Physiotherapie oder sonstigen Aktivitäten nicht bradykinetisch werden oder nach der Aktivität akinetisch sein. Von allen Medikamenten ist hier nur L-Dopa zu empfehlen, entweder eine etwas höhere Gabe, z. B. 50 Milligramm vor oder während der Aktivität, bei Bedarf natürlich auch direkt danach. Das sollten die Betroffenen mit dem behandelnden Arzt absprechen, eine unkritische Einnahme müssen sie vermeiden.

winnen, sonst gehen Sie einfach alleine und tanzen den Parkinson schwindelig.

Tai Chi Chuan

Tai Chi Chuan, meist als Tai Chi abgekürzt, setzt sich zusammen aus körperlichem und mentalem Training. Diese fernöstliche Bewegungskunst ist eine Mischung aus Meditation, Kampfkunst und Gesundheitsübungen. Bestimmend sind fließende, langsam ausgeführte Bewegungsfolgen, die den ganzen Körper in die Bewegung einbeziehen – mit festgesetzten Schrittfolgen, Richtungsänderungen, Kicks und Körperdrehungen. Wer Tai Chi betreibt, fördert Haltung, Gleichgewicht und Beweglichkeit. Das haben Untersuchungen nachgewiesen. Beim Tai Chi ist es prinzipiell auch möglich, einzelne Bewegungsabfolgen an das körperliche Vermögen der Teilnehmer anzupassen. Betroffene, die Tai Chi betreiben, verbesserten ihr Gleichgewicht, reduzierten die Zahl der Stürze und verbesserten Schrittlänge und Schrittgeschwindigkeit. Wenn Sie Gefallen an der fernöstlichen Bewegungskunst finden, ist es eine gute Möglichkeit, Ihre Balancefähigkeit sowie Ihr Gehen zu verbessern. Und: Wenn Sie sich entschließen anzufangen, machen Sie es nicht nur für einen begrenzten Zeitraum, sondern bleiben Sie am Ball, solange es Ihnen möglich ist. Die Empfehlung lautet: Üben Sie zweimal pro Woche etwa eine Stunde.

Radfahren

Auch Fahrrad-Ergometertraining kann die Leistung von Parkinson-Betroffenen verbessern. Und zwar, was das Gehen, den Stoffwechsel, die Handmotorik und Handgeschicklichkeit angeht. Hier zeigte sich auch: Die Symptome der Erkrankung besserten sich umso deutlicher, je kräftiger die Betroffenen in die Pedale getreten sind und je höher die beim Training erzielte Geschwindigkeit lag. Dabei kommt hinzu: Die Ergebnisse waren »unter Zwang« besser. Bekamen die Teilnehmer eine klare Vorgabe für die Leistung, erzielten sie bessere Ergebnisse – im Gegensatz dazu, dass sie freiwillig die Zahl der Umdrehungen des Rads bestimmten. Eine bestimmte Drehzahl zu bestimmen, war mithilfe eines Tandemfahrrads möglich: Der Betroffene übernahm 25 Prozent der Leistung, der Trainer die anderen 75 Prozent. Hintergrund: Ein durchschnittlicher Radfahrer erreicht circa 80 Umdrehungen pro Minute, während ein Parkinson-Betroffener ungefähr 60 Umdrehungen pro Minute leisten kann. Aufgrund der Erkrankung sind viele Betroffene verlangsamt in ihren Bewegungen – und das verhindert, dass sie mit höherer Geschwindigkeit fahren. Die niedrigere Drehzahl hat nicht die gleichen positiven Effekte wie das schnelle Fahren. Also ist das Ziel: Fahren Sie mit mehr Umdrehungen.

Gerätetipp: Es gibt ein motorisiertes Trainingsfahrrad der Firma Reck, das 90 Umdrehungen pro Minute leistet und den mitfahrenden Trainer überflüssig macht. Das heißt, der Betroffene kann wahlweise aktiv alleine treten, mit teilweiser Unterstützung treten oder passiv mitbewegt werden.

Klinikerfahrung

Tendenziell neigen Betroffene dazu, sich auf dem Rad eher zu unterfordern. In der Klinik zeigt sich, dass ein Wechsel zwischen schwerem (niederes Niveau der Umdrehungen) und leichtem (hohe Umdrehungszahl) Treten gute Verbesserungen erzielte. Einige Betroffene beobachten hin und wieder, dass sich Rigor (Steifigkeit) und Tremor (Schütteln) reduzieren. Achten Sie nur darauf: Schreitet die Erkrankung fort, kann es passieren, dass Sie beim Auf- und Absteigen zu stürzen drohen. Trainieren Sie dann das Fahren auf einem Heimtrainer oder auf einem Dreirad weiter. Radfahren sollten Sie, wenn Sie noch gehfähig sind, immer als Ergänzung zu einer Therapie auf zwei Beinen durchführen und nicht als alleinige Therapie.

Wie können Sie Ihre Motivation hochhalten?

Nicht nur Sie werden immer einmal wieder mit dem inneren Schweinehund kämpfen – bewegen oder ruhen? Wählen Sie möglichst die Aktivität! Und das können Sie tun, um sich aufzuraffen:

- Wählen Sie Aktivitäten, an denen Sie Freude und Spaß haben.
- Zu zweit ist es oft leichter, am Ball zu bleiben – vielleicht gibt es Freunde und Partner, mit denen Sie gemeinsam trainieren können.
- Notieren Sie sich jede Woche, wie viele Minuten Sie für Übungsaktivitäten investiert haben, und vergleichen Sie die Wochen miteinander.
- Eine interessante Möglichkeit im Zeitalter der modernen Technik sind Fitnessarmbänder (sogenannte Fitnesstracker), Smartwatches oder Computeruhren als Kontrolleure am Handgelenk. Diese Geräte erkennen Geh- und Laufschritte, ja, sogar Schwimmbewegungen registrieren sie. Auch Schlafdauer und Schlafqualität lassen sich mit den Geräten analysieren. Komplexere Geräte messen zudem den Puls am Handgelenk und berechnen den Kalorienverbrauch. Manche Geräte fordern gar zu Bewegung auf, wenn man zu lange inaktiv war.
- Die Empfehlung lautet: 10 000 Schritte pro Tag! Das, liebe Betroffene, schaffen Sie in der frühen bis mittleren Erkrankungsphase sicher auch.
- Gute Rückmeldungen gibt es von Betroffenen, die sich den Morbus Parkinson als Ungeheuer vorstellen können. Den Betroffenen wird erklärt, dass Sie das Ungeheuer zwar nicht mehr loswerden – aber die Möglichkeit besteht, das Ungeheuer zu ärgern.
- Wie kann man es ärgern? Mit Aktivitäten!

Klinikerfahrung

Viele Betroffene gestehen, dass Übungsaktivitäten in ihren Überlegungen täglich eine Rolle spielen, sie sie dann aber meist eher nicht in die Tat umsetzen. In den Therapiesitzungen erkennen und spüren sie die Effekte – und gehen dann zum einen mit guter Absicht und zum anderen mit ein wenig schlechtem Gewissen nach Hause. Viele berichten, sofern sie trainiert haben, anschließend voller Stolz bei einem nachfolgenden Klinikaufenthalt, von ihren doch durchgeführten Aktivitäten mit sichtbarem Erfolg.

Medikament für das idiopathische Parkinson-Syndrom

Beim idiopathischen (also ohne erkennbaren Grund auftretenden) Parkinson-Syndrom (iPS) gilt L-Dopa als wichtigste Säule der Therapie. Das liegt an der guten Wirksamkeit, ist aber auch historisch zu sehen.

Prof. Dr. med. Wolfgang Jost

Beim idiopathischen Parkinson-Syndrom (iPS) gilt L-Dopa als wichtigste Säule der Therapie. Dies ist nicht nur in der guten symptomatischen Wirksamkeit begründet, sondern auch historisch zu sehen. Die Tatsache, dass es beim Parkinson-Syndrom zu einer Abblassung der Substantia nigra kommt, wurde lange Zeit fehlgedeutet. Man vermutete die Krankheitsursache dort und dementsprechend fokussierte sich die Therapie auf den Ausgleich des dopaminergen Defizits. Auch heute noch sind die meisten Medikamente direkt oder indirekt dopaminerg, d. h., sie gleichen den Dopaminmangel aus. Dabei wissen wir längst, dass die Erkrankung weder in der Substantia nigra beginnt noch dort endet. Wesentliche Teile des zentralen Nervensystems, aber auch das periphere autonome Nervensystem sind beteiligt. Das dopaminerge Defizit ist zwar sehr wichtig, aber auch andere Überträgerstoffe des Gehirns (Neurotransmitter) sind beteiligt. Diese neuen Erkenntnisse haben bisher nur sehr begrenzt Eingang in die medikamentöse Therapie gefunden, werden aber zukünftige Grundlage für die wesentlichen Innovationen sein.

Medikamente zur Therapie motorischer Symptome beim iPS

- L-Dopa
  - mit Carbidopa
  - mit Benserazid
- nicht ergoline Dopaminagonisten
  - Apomorphin
  - Piribedil
  - Ropinirol
  - Rotigotin
  - Pramipexol
- COMT-Hemmer
  - Entacapon
  - Opicapon
  - Tolcapon
- MAO-Hemmer
  - Rasagilin
  - Safinamid
  - Selegilin
- NMDA-Antagonisten
  - Amantadin
  - Budipin
- Anticholinergika
- Clozapin

Wesentliche Unterschiede dopaminerger Medikamente

L-Dopa/Decarboxylasehemmer: Würde man Dopamin direkt ersetzen, hätte das keinen wesentlichen Effekt, da Dopamin nicht vom Blut ins Gehirn gelangt, also nicht die Blut-Hirn-Schranke passiert. L-Dopa ist die Vorstufe des Dopamins, kann die Blut-Hirn-Schranke passieren und wird im Blut und Gehirn in Dopamin umgewandelt. Da es jedoch zu einem wesentlichen Anteil bereits im Blut abgebaut wird, muss ein Abbauhemmstoff (Decarboxylasehemmer) hinzugegeben werden, Benserazid oder Carbidopa, meist im Verhältnis 4 : 1. Deswegen macht es keinen Sinn, »natürliches« L-Dopa zu geben, da dieses ja bereits zu großen Teilen im Blut abgebaut wird. L-Dopa wird entweder in die Nervenzelle (das präsynaptische Neuron) aufgenommen und dort bedarfsgerecht abgegeben oder in den umgebenden Hirnzellen (Gliazellen) zu Dopamin umgebaut (decarboxyliert). Hier liegt auch das Problem: Mit zunehmender Krankheitsdauer stehen zu wenige präsynaptische Neurone zur Verfügung und Dopamin wird nicht mehr gespeichert, sondern wirkt sofort nach der Aufnahme und dem Umbau im Gehirn.

MAO- und COMT-Hemmer: Um die Dopaminwirkung zu verlängern, kann der Abbau gehemmt werden. Peripher wird ja bereits ein Decarboxylasehemmer eingesetzt. L-Dopa wird aber auch durch ein anderes Enzym, die COMT, zu einem wirksam Abbauprodukt, dem 3-OMD, abgebaut. Diesen peripheren Abbauweg kann man durch die COMT-Hemmer weitgehend begrenzen. Wenn L-Dopa langsamer abgebaut wird, hat es länger Zeit, die Blut-Hirn-Schranke zu überwinden. Es kommt also mehr an und kann länger wirken. COMT-Hemmer, die den zentralen Abbau relevant hemmen, sind aktuell nicht auf dem Markt verfügbar. Nach der Decarboxylierung des L-Dopa zu Dopamin wird der Neurotransmitter entweder wirksam oder wird über die MAO (ein weiteres Enzym) abgebaut. Hier liegt ein weiterer sinnvoller Therapieansatz: Wenn Dopamin langsamer abgebaut wird, hat es länger Zeit zu wirken. Die MAO-Hemmer können sowohl den Abbau des körpereigenen Dopamin, als auch des aufgenommenen Dopamins reduzieren und wirken allein, aber auch in Kombination mit Dopamin.

Dopaminagonisten: Wegen der Gefahr von bindegewebigen Veränderungen (Fibrosen) der Herzklappen werden ergoline Dopaminagonisten, wie Pergolid und Cabaseril, kaum noch eingesetzt. Die verschiedenen nicht-ergolinen Dopaminagonisten wirken motorisch sehr ähnlich, haben aber ein anderes Rezeptorverhalten und unterschiedliche Wirkungen (erwünschte und unerwünschte). Die Halbwertszeit und Wirkdauer sind wesentlich länger als bei L-Dopa, was zu längerer und gleichmäßigerer Wirkung führt. Da die möglichen Nebenwirkungen bedeutsam sind, können die Dopaminagonisten das L-Dopa nicht komplett ersetzen.

Wearing-off/end-of-dose/on-off: Im Verlauf der Erkrankung nehmen die körpereigene Dopaminproduktion und die Speicherfähigkeit immer weiter ab. Da L-Dopa eine Halbwertszeit von unter zwei Stunden hat, muss man das Medikament immer öfter geben. Der Betroffene bemerkt durch Zunahme der Symptome, wann die Wirkung des Medikaments nachlässt (end-of-dose). Hier spielen viele Faktoren eine Rolle. So kann eine verzögerte Magenentleerung zu einer verzögerten Aufnahme, eine eiweißreiche Nahrung zu einer reduzierten Aufnahme und vermehrte körperliche oder psychische Belastung zu einem vermehrten Bedarf führen.

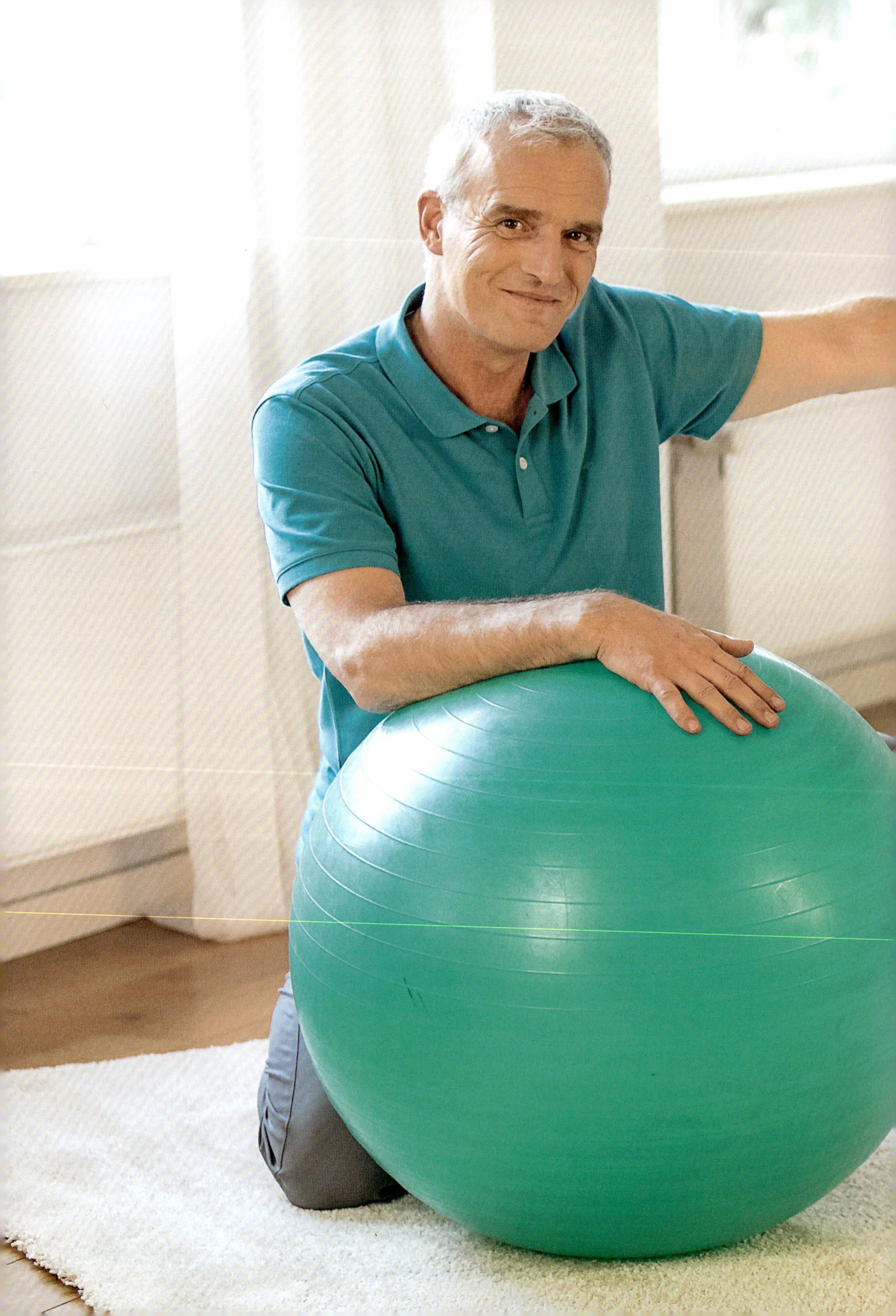

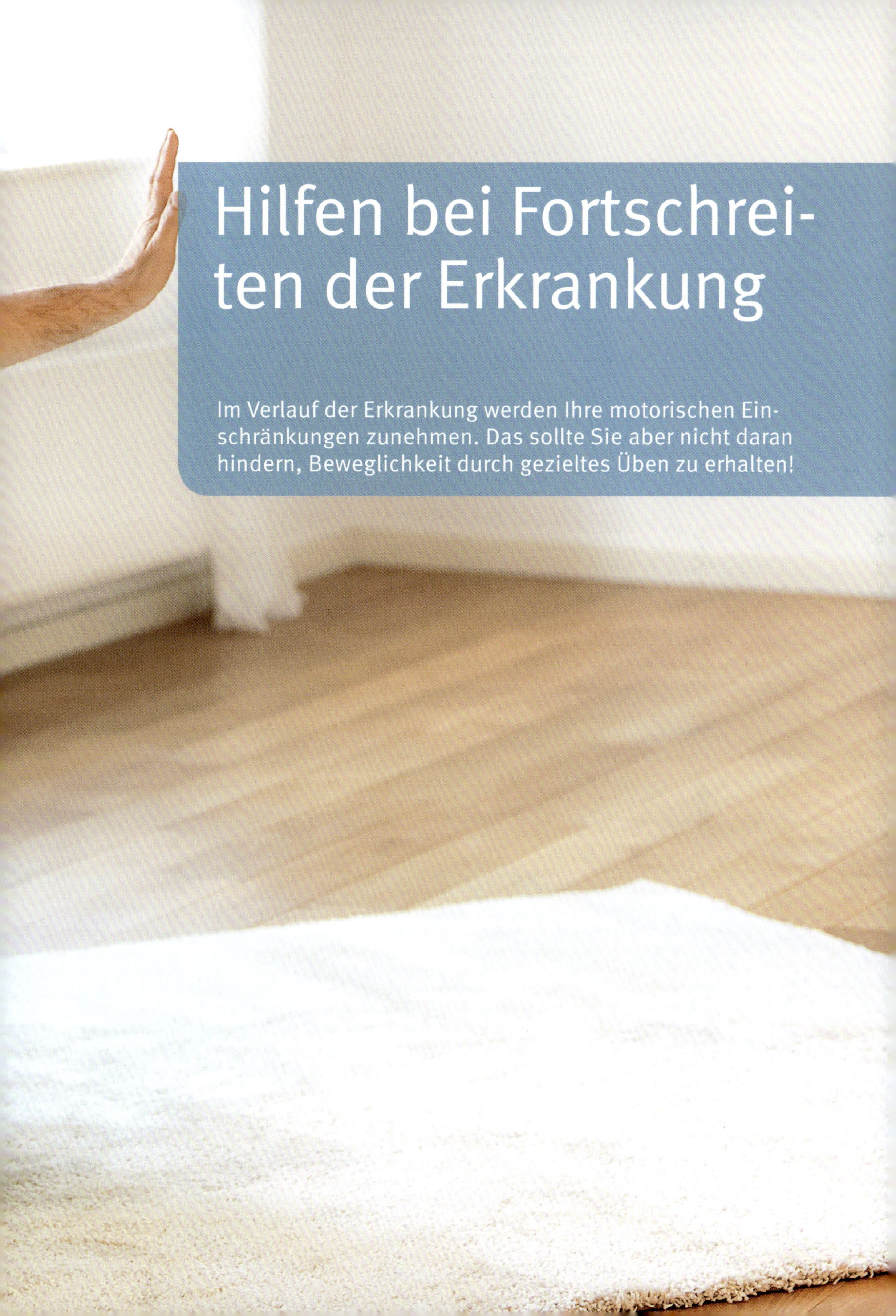

Hilfen bei Fortschreiten der Erkrankung

Im Verlauf der Erkrankung werden Ihre motorischen Einschränkungen zunehmen. Das sollte Sie aber nicht daran hindern, Beweglichkeit durch gezieltes Üben zu erhalten!

Mobil und im Gleichgewicht bleiben

Wenn die Erkrankung fortschreitet: Üben Sie, was Schwierigkeiten macht, und versuchen Sie, es zu verbessern oder zu erhalten! Denken Sie daran: Inaktivität macht dem Parkinson eine Riesenfreude!

Sollten Sie noch keinen Physiotherapeuten aufgesucht haben, sollten Sie das in dieser Phase unbedingt tun. Denn er kann das Ausmaß der Symptome erfassen und sie therapieren. Der Grund ist einfach: Viele Symptome, z. B. Haltung, Gleichgewicht, Probleme beim Gehen, Transfers im Sitzen und Liegen sowie Sturzneigung, sprechen nur unzureichend oder gar nicht auf die Medikamente an. Die Übungen oder Strategien, die Ihnen der Therapeut vorschlägt, sollten eher einfach sein und Sie sollten sie mitunter in Teilschritten üben.

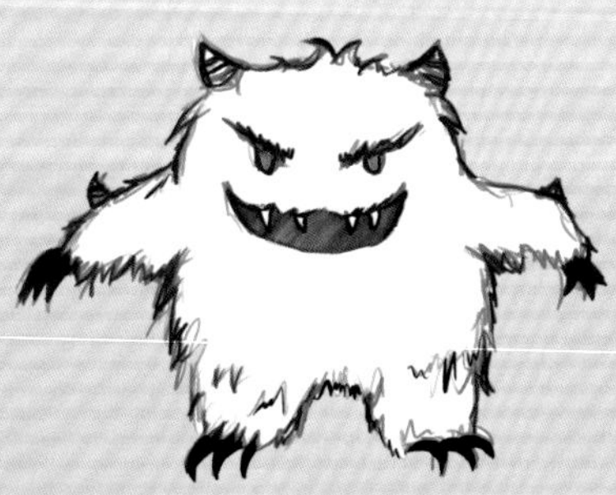

Merke

Wiederholen Sie die Schritte oft, damit Sie die angestrebten Ziele erreichen können. Denken Sie daran: Inaktivität macht dem Monster Spaß.

Konzentrieren Sie sich auf eines, kein Dual-Tasking!

Mit Fortschreiten der Erkrankung fällt es den Betroffenen zunehmend schwerer, zwei Dinge gleichzeitig zu tun. Denn bei der gleichzeitigem Ausführung von zwei oder mehreren Aufgaben (»Dual- oder Multitasking«) ist es schwierig, die volle Aufmerksamkeit auf alle Aufgaben gleichzeitig zu lenken. Meistens müssen Sie bereits gezielte Aufmerksamkeit aufbringen, wenn Sie eine automatisierte Aufgabe, z. B. Gehen, sicher ausführen möchten. Diese doppelte Anforderung kann zu unsicheren Situationen führen, sowohl im Alltag als auch in der Übungssituation, und sich negativ auf Gang und Gleichgewichtserhaltung auswirken. Vermeiden Sie deshalb »Dual-Task«-Aufgaben während der Behandlung als auch bei den täglichen Verrichtungen. Das erhöht im Alltag Ihre Sicherheit und verringert die Zahl der Stürze. Das bedeutet für Sie: Erledigen Sie alles nacheinander und konzentrieren Sie sich auf das, was Sie gerade tun.

Beispiele aus dem Alltag:

- Denken Sie bei einer Aktivität gleichzeitig über andere Dinge nach, kann das die Aktivität erheblich behindern. Schreiben Sie Ihre Gedanken stichpunktartig nieder und beschäftigen Sie sich später damit.
- Führen Sie während des Gehens keine Gespräche oder gar Telefonate.
- Tragen Sie möglichst nichts in den Händen, benutzen Sie einen Rucksack.
- Bewegen Sie beim Staubsaugen entweder den Sauger oder sich selbst. Verwenden Sie Staubsauger, die sich ziehen lassen.

Mit dem Tremor leben

Der klassische Parkinson-Tremor tritt bei etwa 75 Prozent der Betroffenen im Laufe der Erkrankung auf. Der Tremor hat in der Regel eine Frequenz von vier und sechs Hertz. In abnehmender Häufigkeit sind folgende Körperteile betroffen: Hände und Arme, Beine, Gesicht sowie Zunge. Andere Körperteile sind selten betroffen. Der Tremor wird bei geistiger oder körperlicher Anstrengung sowie bei Emotionen (z.B. in Gesellschaft, wenn Sie beobachtet werden) aktiviert oder teilweise sogar verstärkt. Gegen den Tremor helfen am besten Medikamente. Physio- oder ergotherapeutisch sind die Möglichkeiten, den Tremor zu beeinflussen, sehr begrenzt. Falls die Medikamente den Tremor nicht dauerhaft unterdrücken können, versuchen Sie, mit einem Ergotherapeuten Unterdrückungsstrategien auszuprobieren.

Den Tremor kontrollieren

Dem Tremor können Sie mitunter mit leichten Tricks ein Schnippchen schlagen:

- Legen Sie die Unterarme beim Essenschneiden so gut wie möglich auf, lassen Sie die Ellbogen aufgestützt, wenn Sie das Besteck zum Mund führen.
- Um das Zittern bei Tätigkeiten zu unterdrücken, können Sie beschwertes Besteck oder Gewichtsmanschetten am Handgelenk verwenden.
- Setzten Sie beim Schreiben nach einigen Buchstaben ab und schreiben Sie keine ganzen Wörter. Alternativ könnten Sie auch in Druckbuchstaben schreiben.
- Während des Gehens kann das Tragen eines Gegenstandes manchmal den Tremor reduzieren. Das aber setzt voraus, dass Ihr Gehen nicht durch das Tragen beeinträch-

tigt wird. Schauen Sie einfach, wie Sie in dem Fall mit dem Dual-Tasking zurechtkommen.

Betroffene, bei denen der Tremor als Hauptsymptom im Vordergrund (Tremordominanztyp) steht, haben einen eher milderen bzw. langsameren Krankheitsverlauf. Bei manchen Betroffenen verschwindet der Tremor im Laufe der Erkrankung von alleine wieder.

Gleichgewicht erhalten

Die Gleichgewichtsleistung lässt erst nach längerer Krankheitsdauer nach. In den Stadien nach Hoehn & Yahr ist das ab dem Stadium III der Fall. Leider haben Medikamente kaum Einfluss darauf. Reduziertes Gleichgewicht macht das Gehen unsicher und ist eine von vielen Sturzursachen beim idiopathischen Parkinson-Syndrom. Sind Stürze bei Ihnen schon vorgekommen, lassen Sie sich unbedingt vom Physiotherapeuten beraten. Umso wichtiger ist es, dass Sie gezielt mit Übungen Ihr Gleichgewicht erhalten. Sie müssen damit aber nicht warten, bis das Stadium III erreicht ist, sondern sollten schon gleich nach der Diagnosestellung, also so früh wie möglich, mit dem Gleichgewichtstraining beginnen.

Zahlreiche Studien zeigen, dass ein intensives, hochfrequentes Training gute Effekte auf das Gleichgewichtsverhalten hat.

Erkenntnisse aus Studien

Intensives Gleichgewichtstraining kann Sie stabilisieren. Eine Untersuchung hat gezeigt: 32 Parkinson-Betroffene in den Stadien H&Y III–IV nahmen in Italien an einem Gleichgewichtstraining teil. Sie erhielten dreimal pro Woche eine Therapie-Einheit von 50 Minuten. Die Gesamtdauer betrug sieben Wochen. Die Betroffenen mussten drei verschiedene Übungsgruppen durchlaufen und sie zeigten in den Tests deutliche Verbesserungen, die auch noch einen Monat nach dem Trainingsende nachweisbar waren.

Diese Tendenz zeigt sich in anderen Untersuchungen. Tenor: Gezieltes Gleichgewichtstraining verbessert die Balance deutlich. Im Durchschnitt wurde über eine Dauer von zwölf Wochen trainiert, pro Woche waren es zwei bis drei Sitzungen mit je 40–60 Minuten Trainingsdauer.

Was sollten Sie beim Gleichgewichtstraining beachten?

Bevor Sie loslegen, haben Sie im Kopf:

- Es ist wichtig, dass Sie beim Üben nicht stürzen. Gehen Sie also bitte kein unnötiges Risiko ein und schaffen Sie vor dem Beginnen eine Möglichkeit zum Festhalten. Sie könnten z. B. zwischen zwei Stühlen oder in einer Zimmerecke üben.
- Trainieren Sie nicht in Hauspantoffeln oder anderen offenen Schuhen. Sie brauchen geschlossene Schuhe. Alternativ könnten Sie barfuß trainieren, auf Teppichboden auch mit Socken.
- Bei großen Unsicherheiten und Sturzgefahr lassen Sie sich vom Therapeuten beraten und geeignete Übungen zeigen.
- Eine zusätzliche Sicherheit können Sie sich durch die Anwesenheit eines Partners oder eines Angehörigen schaffen.
- Üben Sie täglich, je nach Belastbarkeit, zehn bis 20 Minuten.

Klinikerfahrungen

Betroffene, die mit Gleichgewichtstraining beginnen, sind oft erstaunt, dass das Verhalten spezifisch und intensiv trainiert werden soll. Nach ein bis zwei Sitzungen erkennen viele die Notwendigkeit dieser Maßnahme. Bei regemäßigem Üben machen die Betroffenen Fortschritte, die sich durchaus im Alltag positiv bemerkbar machen.

Der Einbeinstand z. B. ist bei vielen Betroffenen kaum oder nur kurz möglich, was wiederum viele ziemlich verunsichert. Prüfen Sie Ihre Fähigkeit, auf einem Bein zu stehen: Wenn Sie es nicht zehn Sekunden schaffen, fangen Sie bitte an, das zu üben!

Verbessern Ganzkörpervibrationen das Gleichgewicht?

Untersuchungen haben gezeigt, dass sich durch Ganzkörpervibrationen Gleichgewicht und Mobilität verbessern. Wurden diese Verbesserungen aber mit anderen, herkömmlichen Gleichgewichtstherapien oder Plazebo verglichen, war kein Unterschied mehr zu erkennen. Einige Betroffene berichten von positiven Veränderungen, die aber nach ein bis zwei Tagen wieder verschwunden waren.
Daher: Geben Sie keine große Summe Geld aus, um mit dieser Technik zu trainieren. Machen Sie die vorgeschlagenen Übungen und ich bin mir sicher, Sie werden damit garantiert den gleichen Erfolg haben wie mit einem Vibrationstraining.

Übrigens:
Die neuen europäischen Leitlinien für Physiotherapie raten von solchen Geräte aus Sicherheitsgründen ab. Leitlinien sind Grundsätze von Fachverbänden, die auf der Grundlage medizinischer Studien den besten Weg für eine Therapie zeigen.

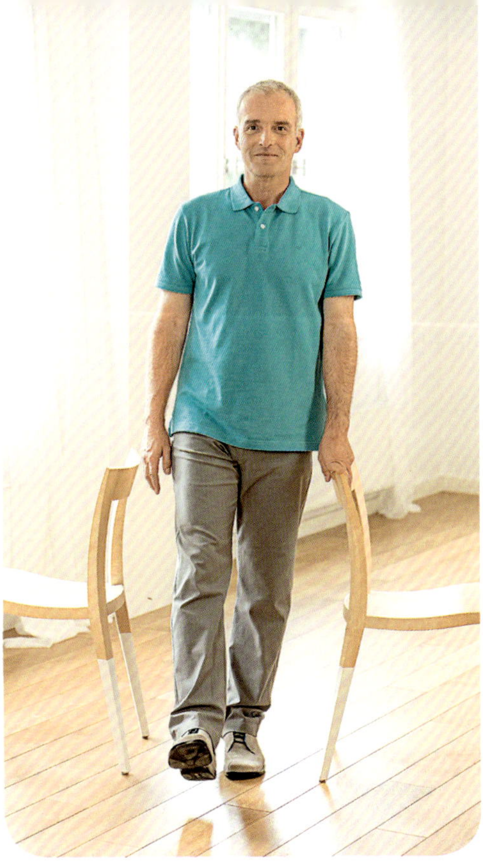

Wenn Sie sicherer werden, können Sie die Intensität der Übung steigern, indem Sie weniger Halt suchen.

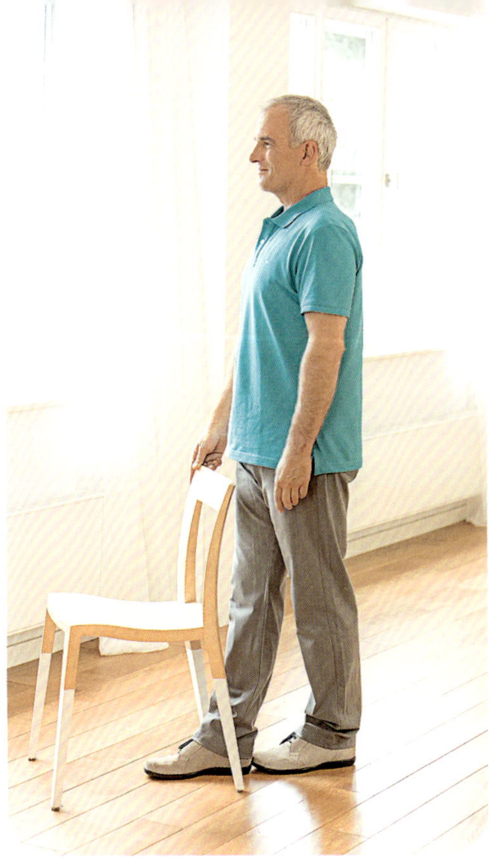

Das soll Ihnen erst einmal jemand nachmachen: Ihre Füße stehen auf einer Linie hintereinander. Suchen Sie im Zweifel Halt.

Übung 1: Einbeinstand

Tasten Sie sich an mindestens zehn Sekunden heran:

- Stellen Sie sich auf das rechte Bein und pendeln Sie mit dem linken, gestreckten Bein vor und zurück. Halten Sie sich zunächst an der Stuhllehne fest. Sind Sie sehr unsicher, können Sie auf der anderen Seite auch einen Stuhl positionieren. Nach circa 30 Sekunden wechseln Sie das Standbein.

- Versuchen Sie, am Ende möglichst frei zu stehen.

Übung 2: Tandem

Nun trainieren Sie weiter:

- Stellen Sie sich vor eine Stuhllehne und stellen Sie die Füße auf eine Linie (Ferse berührt Fußspitze). Sind Sie sehr unsicher, könnten Sie hinter sich auch noch einen Stuhl positionieren. Nach etwa 30 Sekunden tauschen Sie die Füße – der hintere Fuß nach vorn.

- Steigerung: Stehen Sie möglichst immer freier. Drehen Sie Kopf und Oberkörper. Schließen Sie die Augen. Halten Sie sich nur mit einer Hand oder nur mit ein bis zwei Fingern fest.

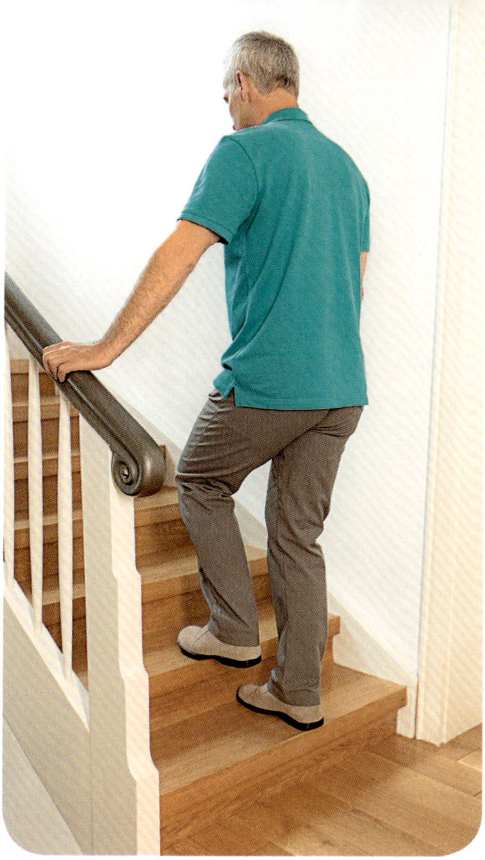

△ Starten Sie mit dem linken Fuß vom Ende der Treppe (Ausgangsposition) auf die zweite Stufe.

Übung 3: Treppenstand

Auch jede Treppe kann Ihnen als Trainingsgerät dienen:

- Stellen Sie den rechten Fuß auf die erste Stufe. Halten Sie sich am Geländer fest und führen Sie den linken Fuß auf die zweite Stufe, danach gehen Sie langsam zurück in die Ausgangsposition. Machen Sie 10–15 Wiederholungen.

- Danach wechseln Sie das Bein. Wiederholen Sie die Übung 3–5-mal pro Seite.

- Steigerung: Versuchen Sie die Übung ohne Festhalten.

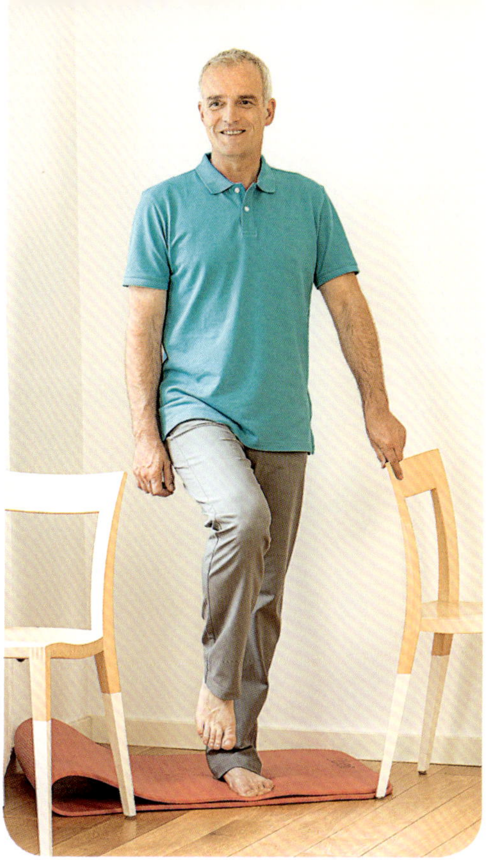

△ Wenn Sie die Intensität der Übung steigern möchten, nehmen Sie eine weiche Matte als weiche Unterlage.

Übung 4: Zwischen den Stühlen

- Stehen Sie in einer Zimmerecke und stellen Sie zwei Stühle vor sich.

- Marschieren Sie zunächst auf der Stelle, dann drehen Sie sich marschierend um 360 Grad.

- Steigerung 1: Sie können eine Gymnastikmatte als Unterfläche benutzen und wie oben beschrieben vorgehen.

- Steigerung 2: Legen Sie die Gymnastikmatte einmal zusammen, dadurch wird die Unterfläche weicher und instabiler. Dann wieder marschieren und drehen.

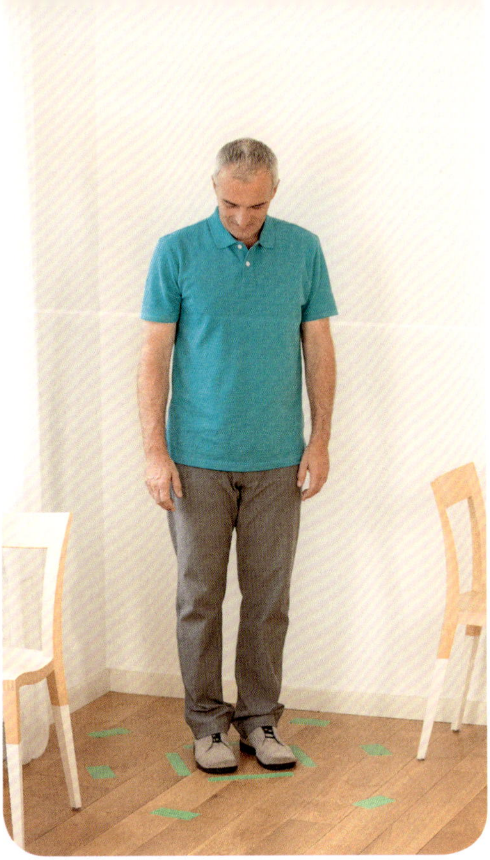

Markieren Sie mit einem Klebeband eine Ecke zum Üben im Zimmer. Stühle können Sicherheit geben.

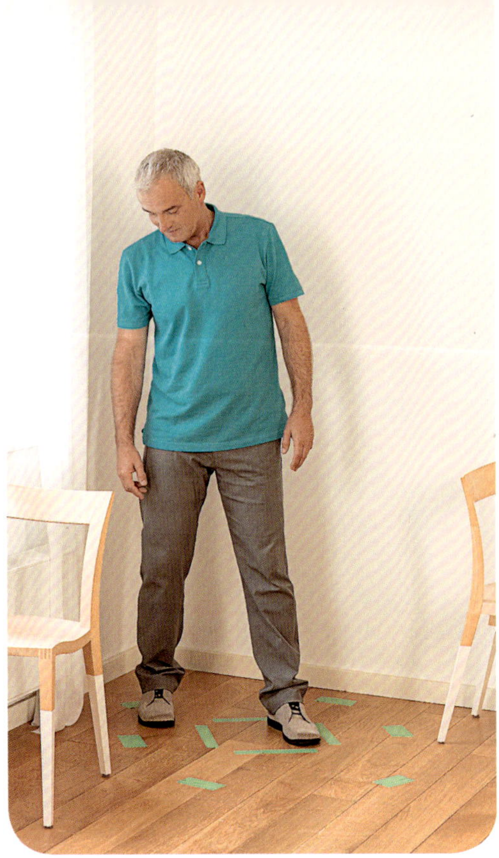

Wenn Sie die Intensität der Übung steigern möchten, bewegen Sie den Fuß zwischen hinterem und vorderem Punkt.

Übung 5: Klebeband

Das Ziel dieser Übung ist, die Füße am Rand der Markierung entlangzuführen:

- Markieren Sie mit Klebeband eine Ecke im Zimmer. Positionieren Sie, wenn Sie möchten oder für Ihre Sicherheit brauchen, zwei Stühle.

- Stellen Sie sich, um zu beginnen, mit den Füßen auf die große grüne Markierung in der Mitte.

- Starten Sie mit dem rechten Fuß: Führen Sie ihn zum hinteren Punkt, dann weiter zum Außenpunkt und von dort zum vorderen Punkt, danach wieder zurück zur Startlinie. Halten Sie sich zunächst nur an einer Stuhllehne fest. Machen Sie das 4–5-mal, bevor Sie die Seite wechseln.

- Steigerung 1: Halten Sie sich nicht fest.

- Steigerung 2: Führen Sie den Fuß direkt vom vorderen Punkt zum hinteren und dann direkt wieder zum vorderen Punkt.

Hinweis: Verlagern Sie Ihr Gewicht beim Bewegen auf den zu bewegenden Fuß.

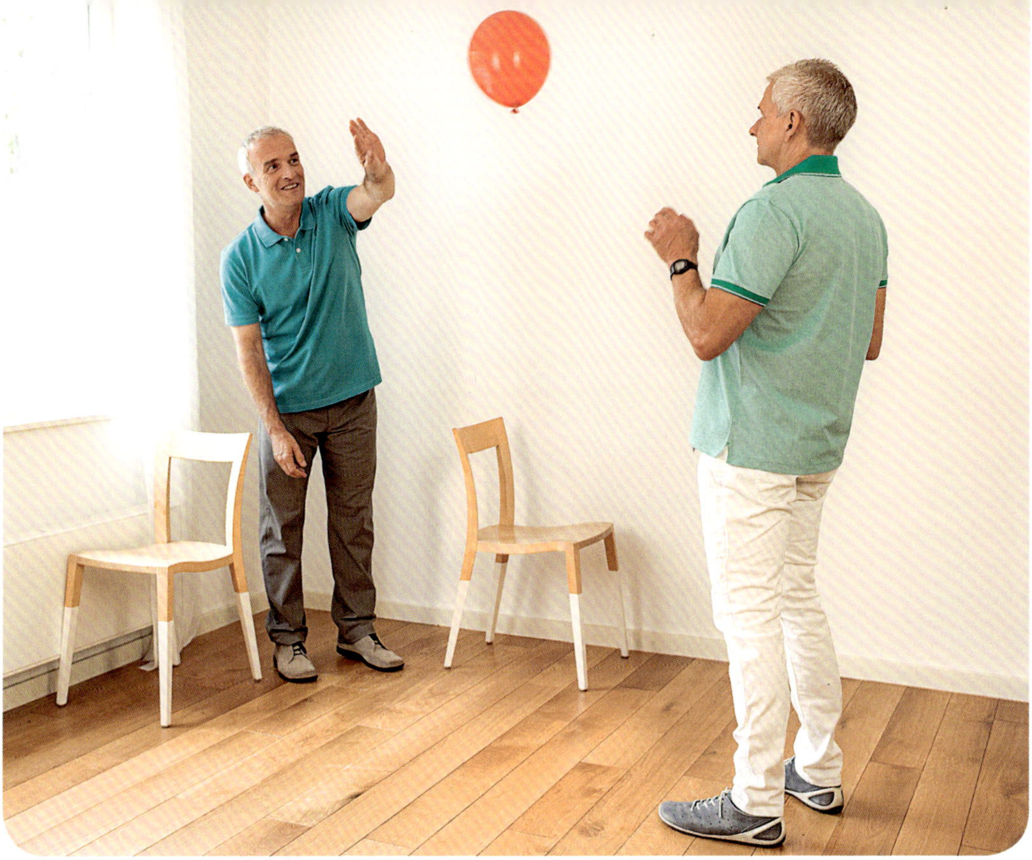

Um die Übung zu steigern, stellen Sie die Beine eng zusammen oder stellen Sie sich auf einen weichen Untergrund.

Übung 6: Luftballon schlagen

Spielen Sie doch einmal mit einem Partner Luftballon schlagen:

- Stehen Sie mit etwas breiterem Stand in einer Ecke. Ihr Partner spielt Ihnen per Handschlag einen Luftballon zu. Versuchen Sie, den mit der rechten oder der linken Hand zurückzuschlagen. Wichtig ist, dabei das Gleichgewicht zu halten.

- Steigerung 1: Stehen Sie im Ausfallschritt (ein Bein nach vorn und das andere Bein zurückstellen); nach circa 2 Minuten wechseln Sie die Beinstellung.

- Steigerung 2: Stellen Sie die Beine ganz eng zusammen. Üben Sie etwa 4 Minuten.

- Steigerung 3: Stellen Sie sich auf eine Gymnastikmatte und üben Sie wie beschrieben. Je nach Belastbarkeit insgesamt 5–10 Minuten.

Üben mit Spaß: Das Üben zu zweit mit dem Luftballon macht den Betroffenen sehr viel Freude und motiviert sie zum Weitermachen. Bei dieser Übung wird die Trainingsausdauer automatisch länger als bei den meisten anderen Übungen. Dies liegt einfach am deutlich größeren Spaßfaktor.

Erhalten Sie Ihre kognitiven Fähigkeiten

Wiebke Zink hat nach ihrer Ausbildung als pharmazeutisch-technische Assistentin in Freiburg den Master of Science Psychology abgeschlossen. Sie arbeitet in der Parkinson-Klinik Ortenau, wo sie supportive Einzel- und Gruppentherapien anbietet.

Wiebke Zink

Der Spruch »Wer rastet, der rostet« gilt nicht nur für den Körper, sondern vor allem auch für unser Gehirn! Unsere »grauen Zellen« sind genauso anspruchsvoll wie unsere Muskeln. Wer sie erhalten möchte, muss sie fordern. Einige Erkrankungen, zum Beispiel Morbus Parkinson, können die Leistung der »grauen Zellen« negativ beeinflussen.

Parkinson-Betroffene entwickeln häufig nicht nur motorische Symptome – also eine gestörte Beweglichkeit. Im Verlauf der Erkrankung treten bei vielen auch kognitive Leistungseinbußen auf. Diese Beeinträchtigungen fallen im Alltag oft kaum auf, können aber – bei stärkerer Ausprägung – die Lebensqualität erheblich beeinflussen. Bei etwa einem Drittel der Parkinson-Erkrankten entwickelt sich eine Demenz.

Das macht vielen Betroffenen Angst. Dabei sollte nicht vergessen werden: Mit zunehmendem Alter lassen die Leistung des Gedächtnisses und die Konzentrationsfähigkeit auch bei Nicht-Parkinson-Erkrankten nach. Auch Depressionen können z. B. die kognitive Leistungsfähigkeit senken. Ob eine kognitive Störung oder sogar eine Demenz vorliegt, können fundierte Tests oder bildgebende Verfahren zeigen.

Bewegung und Denken

Die Physiotherapie als größter Baustein in der Parkinson-Therapie beeinflusst nicht nur Gleichgewicht und Haltung. Inzwischen ist bekannt, dass Bewegung – neben der körperlichen – auch die geistige Leistungsfähigkeit steigern kann. Somit wirkt die körperliche Betätigung während der Physiotherapie auch auf das Gehirn. Körperliche Betätigung steigert die Durchblutung im Gehirn und dadurch werden die Nervenzellen besser mit Sauerstoff versorgt. Zudem werden Neubildung und Verknüpfung von Nervenzellen gefördert und vermehrt Botenstoffe ausgeschüttet, die die Stimmung positiv beeinflussen. Untersuchungen haben deutliche Hinweise gebracht, dass die Verbindung von Bewegung und kognitiver Leistung sich sehr positiv auf den Menschen auswirkt.

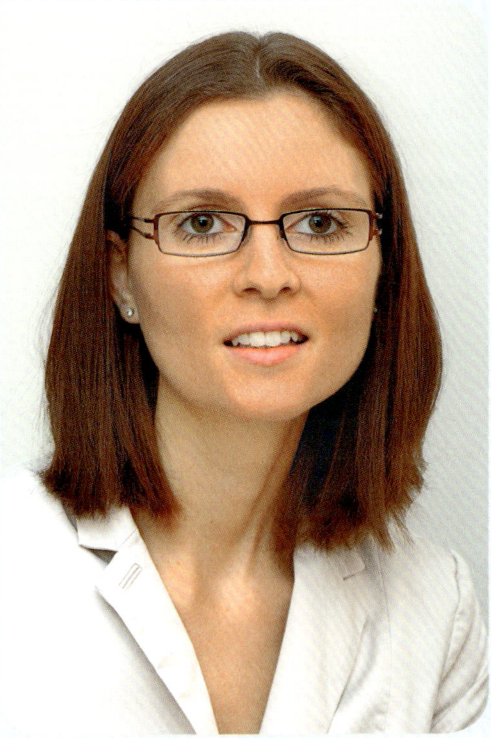

Wiebke Zink

Fordern und fördern

Es ist jedem bekannt, dass eine ausgewogene, abwechslungsreiche Ernährung und moderate, regelmäßige Bewegung zu einem gesunden Lebensstil dazugehören. Das sind die beiden Pfeiler, auf die Sie bauen können, um Ihre kognitiven Fähigkeiten möglichst lange zu erhalten. Zusätzlich können Ihnen kognitive Trainings, wie sie im Internet oder in Büchern z. B. unter dem Begriff Gehirnjogging angeboten werden, helfen, sich mental zu fordern. Bei diesen Trainings sollten Sie nicht vergessen, dass Sie immer nur die Fähigkeit trainieren, die Sie gerade ausüben. Das heißt: Wer fleißig Kreuzworträtsel löst, wird irgendwann besser darin, Kreuzworträtsel zu lösen. Vor dem Abbau anderer Fähigkeiten schützen einzelne Trainings allerdings nicht. Es ist vielmehr entscheidend, dass Sie aktiv und neugierig bleiben, dem Gehirn immer wieder neue Herausforderungen anbieten und sich nicht scheuen, auch im Alter noch Neues zu lernen. Das Erlernen einer fremden Sprache oder der Beginn eines neuen Hobbys – alles, was uns aus den »eingefahrenen Bahnen« reißt – wirkt auf die »grauen Zellen« stimulierend. Da die Bewegung auch eine große Rolle dabei spielt, das Gehirn möglichst lange »fit« zu halten, eignet sich als Hobby besonders das Tanzen. Dabei lernen Sie Bewegungsfolgen, müssen den Takt der Musik beachten und beim Paartanz die Koordination mit dem Partner abstimmen. Zudem schult Tanzen das Gleichgewicht und fördert die sozialen Kontakte, die wiederum belebend auf unseren Geist wirken. Abschließend bleibt der Rat: Fordern Sie Ihre »grauen Zellen« immer wieder neu!

Beeinträchtigungen des Gehens

Im Laufe der Erkrankung können einige Einschränkungen das Gehen erschweren und zu Unsicherheiten führen. Gehen ist eine automatische Tätigkeit, über die Gesunde normalerweise nicht nachdenken müssen. Für Parkinson-Betroffene wird das aber durch viele Faktoren erschwert. Zielgerichtetes Koordinieren und Aufmerksamkeit sind für das Gehen notwendig. Das erklärt auch, warum Ablenkung das Gehen verschlechtern kann, lesen Sie dazu mehr im Kapitel »Konzentrieren Sie sich auf eine Sache, vermeiden Sie Dual-Tasking« (Seite 62).

Folgende Faktoren beeinträchtigen das Gangbild:

- motorische Blockaden/Freezing
- veränderte Haltung von Rumpf und Beinen
- langsame und kleine Bewegungen (Brady- und Hypokinese)
- Gleichgewichtsprobleme
- Dual-Task-Ablenkung
- Benommenheit/Schwindel
- fehlende Wahrnehmung
- Muskelschwäche
- erhöhter Muskeltonus (Rigor)

Unter diesen Einflüssen entstehen Auffälligkeiten während des Gehens:

- kurze Schrittlänge (manche Betroffene erhöhen ihre Schrittfrequenz, um die kurze Schrittlänge zu kompensieren)
- verminderte Schrittgeschwindigkeit
- schlurfender Gang mit verminderten Bewegungen in den Beingelenken
- hinkender Gang mit Nachziehen eines Beines
- zu kurzer Schritt auf einer Seite
- vermindertes Mitschwingen der Arme oder eines Armes
- fehlende Oberkörperbewegung
- schmale Spurbreite
- zu viel Gewicht auf dem vorderen Teil des Fußes
- unsicheres Gehen, teilweise mit Stolpern
- Freezing/motorische Blockaden
- Stürze

Welche Möglichkeiten haben Sie, Ihr Gehen zu verbessern?

Wichtig ist es, zusammen mit Ihrem Physiotherapeuten das Gehen zu analysieren und die Möglichkeiten, die zur Verbesserung geeignet sind, zu besprechen. Für Schrittlänge, unrhythmisches Gehen, schlurfenden Gang gilt: Schulen Sie Ihre Wahrnehmung für das Gehen, auch mithilfe Ihres Therapeuten:

- Der Alltag bietet ständig die Möglichkeit, zu üben. Sind Sie sich Ihrer Schwierigkeiten bewusst, können Sie während des Gehens versuchen, Verbesserungen zu erzielen. Darum: »Üben Sie immer beim Gehen!«
- Machen Sie große Schritte (übertreiben Sie sie maßlos!).
- Setzen Sie die Fersen immer zuerst auf.
- Versuchen Sie, die Schultern und Arme mitzubewegen.
- Falls Sie ein Laufband benutzen können und Sie sich sicher fühlen, wäre das eine gute Möglichkeit, den Gang zu verbessern. Sind die Unsicherheiten größer, trainieren Sie bitte nur unter Aufsicht. Lesen Sie auch hier mehr unter »Laufbandtraining« (Seite 24).
- Eine weitere Möglichkeit, das Gehen, in Bezug auf Schrittlänge und Koordination, zu beeinflussen, wäre »Nordic Walking« (Seite 16).

Cueing-Methode: Eine besondere Methode, um das Gehen bei Parkinson-Betroffenen zu beeinflussen, ist die Cueing-Methode. »Cues« sind externe oder interne Reize, die die Initiierung und/oder das Beibehalten von Bewegungen unterstützen. Sie erhöhen die Aufmerksamkeit und erleichtern die (automatischen) Bewegungen. Ausführliche Informationen zum Thema »Cueing« finden Sie unter »Motorische Blockaden (Freezing)« (Seite 76).

Schrittlänge, Gangtempo und Gangrhythmus

Die Fähigkeiten lassen sich oft durch Einsatz von Musik und Metronom beeinflussen. Diese Unterstützung heißt auch akustisches Cueing, früher bekannt unter RAS (Rhythmisch-Akustische Stimulation). Sehr gut eignen sich z. B. Marschmusik oder Lieder im 2/4- oder 4/4-Takt. Gehen Sie eher langsam, wählen Sie Musik, die etwas flotter ist. Wenn Sie eher zu schnell gehen, sollten Sie langsamere Musik wählen. MP3-Player oder Smartphone eignen sich gut für das Abspielen der Musik. Ein Metronom können Sie auch als App auf Ihr Smartphone herunterladen. Bei manchen Betroffenen ist nach einigem Üben die Musik im Kopf und sie müssen sie nicht mehr abspielen: Sie summen das Lied oder stellen es sich nur vor – ohne zu summen. Wichtig ist, dass Sie regelmäßiges üben – am besten jeden Tag.

Eine weitere Möglichkeit ist, visuelle Hinweisreize zu nutzen, um die Schrittlänge groß zu halten. Hierfür sind z. B. Bodenplatten geeignet. Suchen Sie sich immer eine Fuge aus und übersteigen Sie eine nach der anderen. Diese Unterstützung heißt auch visuelles Cueing.

Stehen die Unsicherheiten während des Gehens im Vordergrund, prüfen Sie folgende Möglichkeiten:

- Mit Kräftigungsübungen der Beine, zusammen mit einem Gleichgewichtstraining, können Sie versuchen, die Gehunsicherheit zu beeinflussen.
- Bleibt die Unsicherheit bestehen, können Sie das Gehen mit einem Stock oder zwei Walking-Stöcken unterstützen. Versuchen und entscheiden Sie das zusammen mit Ihrem Therapeuten. Nordic Walking kann Sie in dieser Phase der Erkrankung oft überfordern, daher ist das Gehen mit

Tipps für Angehörige

Sie können den Betroffenen, wenn er in der Merkfähigkeit und Konzentrationsfähigkeit eingeschränkt ist, während des Gehens durch Korrektur und Rückmeldung unterstützen. Aber: Wird das Gehen bei Ablenkung schlechter oder besteht sogar Sturzgefahr, dann verschieben Sie die Kommunikation auf die nächste Sitz- oder Gehpause. Denn häufigstes Ablenkungsproblem ist das Sprechen mit einer Begleitperson.
Hinsichtlich der Haltung machen Sie sich zudem gemeinsam klar: Oft ärgern sich Betroffene, dass Angehörige sie ständig bezüglich Ihrer Haltung korrigieren. Denn die Betroffenen nehmen ihre Fehlhaltung als solche nicht wahr. Die Angehörigen ihrerseits werden oft wütend, da sie nach einem Korrekturhinweis auch eine bleibende aufrechte Haltung erwarten und es nicht verstehen können, dass die Betroffenen wieder die gebeugte Haltung einnehmen. Sprechen Sie darüber, machen Sie sich Ihre Haltungen klar und ärgern Sie sich nicht.

normalen Walking-Stöcken (ohne komplizierte Techniken) völlig in Ordnung.

- Bei sehr deutlichen Einschränkungen des Gehens ist ein Rollator eine weitere gute Möglichkeit, die Gehfähigkeit zu verbessern und zu erhalten.
- Bei motorischen Blockaden lesen Sie unter »Motorische Blockaden (Freezing)« (Seite 76)
- Bei Stürzen lesen Sie mehr bei »Sturzrisiko und Stürze« (Seite 122).

Gehen mit Walking-Stöcken: Beim Gehen mit Stöcken ist es wichtig, die Stöcke in einem gewissen Rhythmus aufzusetzen, siehe »Nordic Walking« (Seite 16). Falls die Kreuzgangkoordination nicht mehr möglich ist, können die Stöcke auch gleichzeitig zusammen mit einem Fuß aufgesetzt werden. Man hat meist eine Seite, die etwas besser geeignet ist. Also testen Sie, mit welchem Fuß die Stöcke besser harmonieren.

Im Gegensatz zum Nordic Walking werden die Stöcke viel weiter vorn aufgesetzt und bieten durch eine größere Unterstützungsfläche etwas mehr Sicherheit.

Klinikerfahrungen

Vielen Betroffenen ist nicht bewusst, dass Ihr Gangbild verändert ist. Eine Videoaufnahme überrascht die Betroffenen meist sehr. Viele Betroffene können durch das Sehen und Wahrnehmen der gestörten Mechanismen ihr Gehen verbessern.

Einige Betroffene lehnen bei Unsicherheit ein Hilfsmittel ab, da Sie befürchten, dadurch krank und behindert auszusehen. Mit Walking-Stöcken zu gehen, kann aber doch ganz sportlich wirken! Für manche Betroffene kann ein Rollator während einer schlechten Phase eine gute und sichere Möglichkeit sein, von A nach B zu gelangen. In einer guten Phase kann dann wieder darauf verzichtet werden.

Was sollten Sie beachten beim Treppensteigen?

Treppensteigen ist eine hochkomplexe Fähigkeit des Körpers. Wenn Sie merken, dass sich bei Ihnen Schwierigkeiten einstellen, helfen Ihnen einige Tipps, sich weiterhin gut frei zu bewegen.

Treppe hoch

Welche Technik Ihnen am sichersten die Etagen heraufhilft, hängt davon ab, wie sicher Sie noch gehen können:

- Ist Ihr Gehen noch sicher, können Sie ohne Festhalten im Wechselschritt die Treppe benutzen. Dabei ist wichtig, dass Sie nicht nur mit der Fußspitze auftreten, sondern mit dem ganzen Fuß. Viele Betroffene bemerken das halbe Aufsetzten der Füße nicht, deshalb: »Stellen Sie den ganzen Fuß weit nach vorn!«
- Die erste Stufe kann hin und wieder schwierig sein, da die Betroffenen mit zu viel Abstand herantreten. Sie können die erste Stufe mit einem Klebestreifen oder Leuchtstreifen markieren und somit Abhilfe schaffen.
- Sind Sie etwas unsicherer, halten Sie sich bitte am Geländer fest. Bei großer Unsicherheit bitte mit beiden Händen festhalten und langsam gehen. Wichtig ist es, mit den Händen weit genug nach vorn zu fassen, um nicht in Rücklage zu geraten.
- Noch mehr Sicherheit erreichen Sie, indem Sie immer mit beiden Füßen auf derselben

Stufe zum Stehen kommen, das heißt, Sie vermeiden den Wechselschritt.
- Bei schmaler Treppe wäre ein beidseitig angebrachtes Geländer von großem Vorteil. Der Betroffene kann sich mit beiden Händen links und rechts festhalten.

Treppe runter

Die Stufen herunter kommen Sie gut, wenn Sie folgende Ratschläge beherzigen:
- Bei Unsicherheiten bitte am Geländer festhalten – und bitte gehen Sie langsam.
- Bei großer Unsicherheit halten Sie sich mit beiden Händen am Geländer fest.
- Bleibt die Unsicherheit trotz obiger Maßnahmen, gehen Sie nicht mehr im Wechselschritt und halten sich mit beiden Händen am Geländer fest.
- Ist die Treppe schmal, lohnen sich Geländer beidseits.

Bleibt trotz aller Maßnahmen die Sturzgefahr bestehen, unterlassen Sie das Gehen auf der Treppe. Alternativ wäre ein Treppenlifter eine Möglichkeit oder Sie richten eventuell Ihre Zimmer auf einer Ebene ein. Informationen über Zuschüsse z. B. für Treppenlifter können Sie bei der Krankenkasse/Pflegeversicherung erfragen.

Tipps für Angehörige

Beim Treppensteigen ist es oft notwendig, dass Sie den Betroffenen auf die obigen Maßnahmen aufmerksam machen. Sie können seine fehlende Wahrnehmung oder das Nachlassen der Merkfähigkeit ausgleichen.
Beim Treppenheruntergehen ist das gewählte Tempo häufig zu schnell – und der Hinweis, langsamer zu gehen, sehr wertvoll.

Motorische Blockaden (Freezing) des Gehens

Haben Sie in einer späteren Phase der Erkrankung motorische Blockaden, das sogenannte Freezing, bekommen Sie nun viele Tipps, wie Sie sie lösen oder vermeiden können.

Im fortgeschrittenen Krankheitsverlauf zeigen sich bei einigen Betroffenen sogenannte Freezing-Phänomene. Dann passiert Folgendes: Sie kleben in bestimmten, unerwarteten Situationen plötzlich mit den Füßen am Boden fest und kommen für einen Moment nicht weiter. Der Begriff Freezing (englisch) bedeutet »Einfrieren der Bewegung«.

Was sind Blockaden?

Motorische Blockaden unterbrechen die Bewegungen plötzlich oder führen zu einem vollständigen Bewegungsstopp. Das Freezing kann so Abläufe wie das Gehen, Sprechen und feinmotorische Fähigkeiten, wie Schreiben und Zähneputzen, betreffen. In etwa 80 Prozent der Fälle ist jedoch ausschließlich das Gehen betroffen.

Wie sehen Freezing-Episoden aus?

In der Fachliteratur findet sich häufig der Begriff »Freezing of Gait«, abgekürzt »FOG«:

- Eine Freezing-Episode dauert oft nur wenige Sekunden, kann aber – in seltenen Fällen – auch über 30 Sekunden dauern.
- In Off-Phasen (schlechtere oder nachlassende Medikamentenwirkung) tritt das Phänomen wesentlich häufiger auf als in On-Phasen (gute Medikamentenwirkung).
- In etwa 25 Prozent der Fälle führt Freezing zu Stürzen. Das Gehen sowie die selbstständige Mobilität kann dadurch erheblich beeinträchtigt werden.
- Männer sind eher etwas häufiger betroffen als Frauen.
- Off-Freezing-Phänomene treten häufig morgens auf, wenn die Medikamentenwirkung über Nacht nachgelassen hat oder der Wirkstoff aufgebraucht ist. Das On-Freezing-Phänomen ist dagegen immer vorhanden und medikamentös eher nicht erreichbar.

Man unterscheidet drei Typen von motorischen Blockaden des Gehens:

- kleiner werdende, schlurfende Schritte bei minimalem Weggewinn

- Trippeln der Beine auf der Stelle ohne effektive Vorwärtsbewegung
- komplette Akinese (Unbeweglichkeit) ohne jegliche Beinbewegungen

Wenn Sie sich nicht sicher sind, ob Sie betroffen sind, stellen Sie sich Ihrem Arzt oder Physiotherapeuten vor. Ein Angehöriger kann Sie in so einer Situation auch filmen und das dann dem Arzt oder Therapeuten vorstellen.

Eine besondere Form der Gehstörung: Festinationen

Bei Festinationen kommt es zur plötzlichen Beschleunigung der Schritte (Zunahme der Schrittfrequenz, genannt auch Kadenz) mit Abnahme der Schrittlänge. Oft bleiben die Füße hinter dem sich weiter nach vorn bewegenden Oberkörper zurück, was zu einer Schwerpunktverlagerung bis hin zu Stürzen führen kann.

In folgenden Situationen kommt es während des Gehens häufig zu motorischen Blockaden:

- in räumlicher Enge, z. B. durch eine Tür gehen, den Fahrstuhl betreten, enge Stuhlreihen oder in den Bus einsteigen: auch als Engpassphänomen bezeichnet,
- beim Losgehen aus dem Stand: auch als Starthemmung bezeichnet,
- im offenen Raum oder bei einem Wechsel des Bodenbelags,
- beim Umdrehen auf der Stelle, bei schnellen Richtungsänderungen sowie kurz vor dem Erreichen einer Sitzgelegenheit,
- manchmal beim gleichzeitigen Durchführen zweier Aktivitäten (Dual-Task),
- in Stresssituationen, z. B. unter Zeitdruck oder Leistungsdruck,
- beim Gedränge in Menschenmengen.

Was können Sie tun?

Kontaktieren Sie zunächst Ihren Neurologen. Handelt es sich bei Ihnen um ein Off-Freezing-Phänomen, kann er es mit einer angepassten Medikamentengabe meist wieder beheben. In manchen Fällen kann es aber trotz verbesserter Medikation weiterhin zu Phasen schlechter Beweglichkeit kommen, in denen das Off-Freezing-Phänomen auftritt. Besprechen Sie sich auch mit Ihrem Physiotherapeuten.

Wenn die Medikamentenanpassung nur teilweise oder nicht erfolgreich war, ist die Cueing-Methode das Mittel der Wahl, um diese Blockaden zu überwinden.

Was ist die Cueing-Methode?

Sogenannte Cues (engl.: Auslösereize/Hinweisreize) sollen helfen, die Bewe-

Tipps für Angehörige

Das antrainierte Cueing ist gerade bei Konzentrationsschwierigkeiten oder bei verminderter Merkfähigkeit häufig nicht abrufbar. Vorteilhaft ist deshalb, dass Sie während einer physiotherapeutischer Sitzung dabei sein können, wenn Ihr Angehöriger Manöver und Cueing lernt.
Lassen Sie den Betroffenen zunächst versuchen, die Situation selbst zu meistern und unterstützen Sie zunächst nur dann, wenn es nicht gelingt. Wenn das nicht klappt, dann helfen Sie sofort und immer.
Das Zählen oder Klatschen kann auch eine Begleitperson übernehmen, wenn es dem Betroffenen dadurch leichter fällt. Ein Metronom könne Sie als App für ein Smartphone im Play-Store erwerben. Die Begleitperson könnte auch die Melodie des Liedes summen oder pfeifen.

gungs-Blockaden zu durchbrechen. Der Betroffene selbst oder Außenstehende (Angehörige, Umgebung) können sie anwenden. Man aktiviert dadurch Umgehungskreisläufe im Gehirn, die nicht erkrankt sind. Zur Auswahl gibt es sichtbare, hörbare, spürbare und gedankliche Cues (Hinweise). Diese Hinweisreize können Sie aber auch für das Starten einer anderen Bewegung aus dem Alltag, z. B. das Aufstehen vom Stuhl oder aus dem Bett, verwenden.

Funktioniert Cueing immer?

Nicht jeder Betroffene wird von der Cueing-Methode profitieren. In der Regel kann schon in einer Therapiesitzung beim Therapeuten festgestellt werden, ob das Verfahren hilfreich ist. Je deutlicher die kognitiven Einschränkungen sind, desto stärker benötigen die Betroffenen beim Umsetzen der Methode die Hilfe von den Angehörigen.

Welche Cues können Sie nutzen?

Welches Cueing-Verfahren sich für Sie eignet, ist von Ihrem Blockadeverhalten abhängig und mithilfe Ihres Therapeuten zu entscheiden. Haben Sie sich eine eigene Strategie angeeignet, kann diese übernommen und eventuell optimiert werden.

Hörbare oder verbale Hinweisreize:

- Versuchen Sie, im Takt von Marschmusik (langsamer Marsch) zu gehen. Es sind auch andere Rhythmen im 2/4- oder 4/4-Takt möglich. Benutzen Sie für das Abspielen ein Smartphone oder einen MP3-Player. Sie können z. B. versuchen, die Blockade am Zimmereingang mit Musik zu überwinden.
- Alternativ zur Musik können Sie ein Metronom nutzen. Das Tempo sollte etwas langsamer sein (zehn Prozent) als das übliche Gangtempo. Sie können z. B. beim Richtungswechsel oder beim Wenden auf der Stelle versuchen, die Schritte im Takt des Metronoms durchzuführen.
- Rhythmisches Klatschen, Startbefehl (»Los« oder »Fertig los«) oder lautes Zählen (»Eins, zwei, drei, los«) helfen auch.
- Manche Betroffene können sich die Musikmelodie merken und sie sich in Gedanken vorstellen. In diesem Falle können Sie die externe Musik weglassen und Sie haben so den Vorteil, Ihre Umgebung akustisch besser wahrnehmen zu können. Oder Sie benutzen einseitig einen Kopfhörer (In-Ear-Ohrhörer).

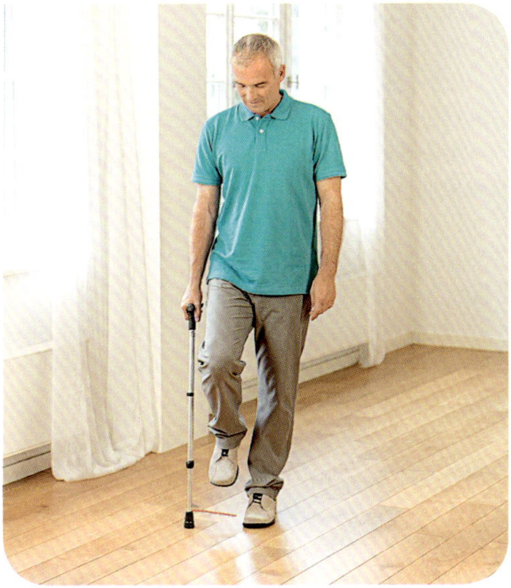

Antifreezingstock: Bei der mechanischen Version klappt auf Tastendruck eine rote Leiste aus.

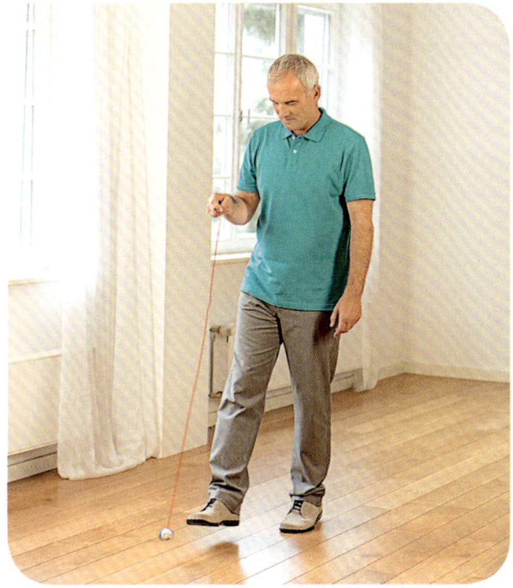

Antifreezingball: Mit einem kleinen Ball können Sie auch Ihre Starthemmung über einen Tritt überwinden.

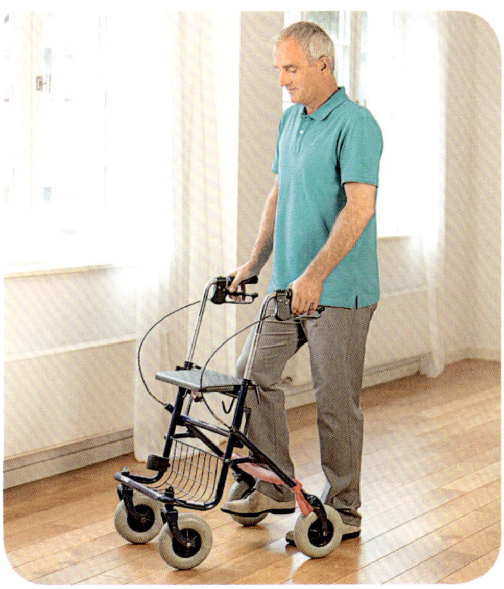

Ein Theraband am Rollator kann Freezing vorbeugen – kicken Sie mit jedem Schritt dagegen.

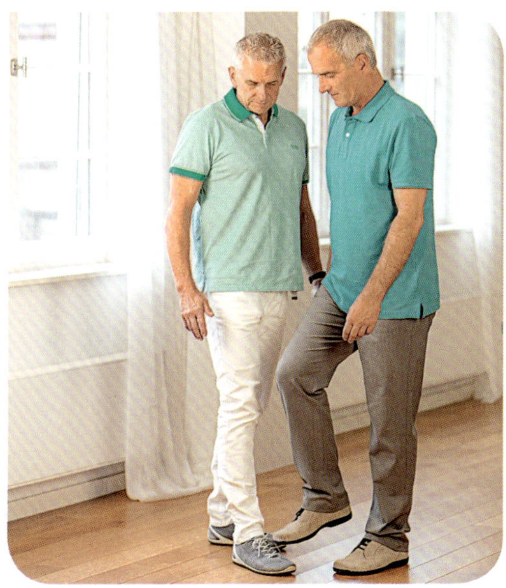

Fuß übersteigen: Eine Variante, die Sie aber nur wählen sollten, wenn die anderen Mittel nicht funktionieren.

Sichtbare Hinweisreize:

- Nutzen Sie z.B. Fugen von Fliesen am Boden und versuchen Sie, beim Gehen darüberzusteigen.
- Haben Sie morgens Starthemmungen auf dem Weg vom Bett zur Toilette, können Sie z.B. Klebestreifen in bestimmten Abständen am Boden, vom Bett zur Toilette, anbringen und durch das Übersteigen der Streifen die Starthemmung überwinden. Streifen können Sie auch in einen Zimmereingang verlegen, um so die Engstelle besser überwinden zu können.
- Eine weitere Möglichkeit ist ein Antifreezingstock. Außer der mechanischen Variante gibt es auch einen Stock, der, wenn Sie ihn aufsetzen, einen roten Laserstrich auf den Boden projiziert. Übersteigen Sie diesen Strich, um die Blockade zu beenden. Nachteil: Den Laserstock können Sie nicht im Freien benutzen, da der Strich dort kaum sichtbar ist.
- Beim Einsatz eines Laserpointers kann Ihnen ein Schritt zum Lichtpunkt hin helfen. Per Knopfdruck können Sie das Licht einschalten und auf den Boden projizieren. Auch hier besteht das gleiche Problem wie beim Laserstock, dass Sie ihn nur im Haus einsetzen können.
- Falls Sie einen Rollator benutzen, können Sie ein Theraband anbringen und zum Starten dagegenkicken. Um eine Blockade während des Gehens zu verhindern, berühren Sie das Band mit jedem Schritt. Es gibt auch einen Rollator mit Laserlicht, ist aber – wie der Laserstock – draußen nicht verwendbar.
- Ein kleiner Ball an einer Schnur kann Ihnen helfen, die Starthemmung mit einem Wegkicken zu überwinden. Sind Sie dann im Gang, können Sie den Ball wieder in die Tasche stecken.
- Den Fuß einer Begleitperson übersteigen hilft fast immer, den ersten Schritt zu machen. Nachteil: Macht den Betroffenen abhängig und sollte nur genutzt werden, wenn die anderen Hinweise nicht funktionieren.

Spürbare Hinweisreize: Geben Sie sich einen Klaps auf den Oberschenkel oder lassen Sie sich von einer Begleitperson am Becken hin- und herbewegen, um so eine Gewichtsverlagerung zu starten.

Gedankliche Hinweisreize: Versuchen Sie, sich riesengroße Schritte vorzustellen und Sie dann durchzuführen. Gerade vor einer Engstelle oder beim Richtungswechsel kann das helfen, die Blockade zu überwinden. Bei Schwierigkeiten, das Gehen zu starten, können Sie sich ein Hindernis vorstellen, das Sie übersteigen müssen. Auch ein Startkommando können Sie sich, ohne es laut auszusprechen, in Gedanken vorstellen.

Motorische Manöver:

- Machen Sie bei Startschwierigkeiten erst einen Schritt nach hinten oder seitwärts und dann den Schritt nach vorn.
- Versuchen Sie, marschierend durch den Zimmereingang oder in den Fahrstuhl zu kommen.
- Bei Schwierigkeiten beim Drehen auf der Stelle verlagern Sie das Gewicht durch Schwanken (wie ein Tannenbaum im Wind) von einem Bein auf das andere.
- Es kann auch hilfreich sein, die Drehung mit nur sieben bis acht Schritten zu bewältigen. Dazu können Sie laut zählen. Häufig verschwinden dann die kleinen Trippelschritte, die zu Blockaden führen.
- Die Aufforderung, das Drehen durch riesengroße Schritte zu erleichtern, kann eine weitere Möglichkeit sein.

- Versuchen Sie, wie eine englische Palastwache zu gehen, indem Sie das zu bewegende Bein übertrieben gestreckt hochheben.

Verhaltens- und Bewegungsstrategien: Eine weitere Möglichkeit ist, dass Sie Verhaltens- und Bewegungsstrategien trainieren, um die auslösenden Situationen zu vermeiden:

- Bleiben Sie z. B. vor dem Fahrstuhl oder vor dem Einsteigen in den Bus nicht stehen, sondern gehen Sie hin und her oder im Kreis, bis Sie einsteigen können.
- Beobachten Sie andere Personen beim (Los-)Gehen und versuchen Sie, es nachzumachen.
- Planen Sie sich ausreichend Zeit für Ihre Aktivitäten, denn Stress durch Zeitdruck ist oft ein auslösender Faktor.
- Befinden Sie sich in der Blockadesituation, versuchen Sie, die Bemühungen abzubrechen. Verlagern Sie Ihr Gewicht auf die Fersen und atmen Sie einmal tief und langsam durch, um zu entspannen. Danach versuchen Sie es erneut.
- Um das Wenden auf der Stelle zu vermeiden, gehen Sie eine Kurve. Bei der Annäherung an einen Stuhl gehen Sie nicht frontal auf ihn zu und machen dann eine 180°-Drehung, sondern gehen Sie, wenn möglich, von der Seite auf den Stuhl zu, um sich nur noch um 90 Grad drehen zu müssen.
- Versuchen Sie nicht, zwei Dinge gleichzeitig zu tun. Oft kommt es vor, dass durch gleichzeitiges Gehen und Sprechen eine Blockadesituation provoziert wird.

Hilfsmittel Rollator

Ein Stock oder ein Rollator können dem einen oder anderen Betroffenen das Gefühl von mehr Sicherheit geben und die Blockaden etwas verringern oder abschwächen.

Haben Sie das Problem, dass Sie zu schnell werden (Festinationen), ob mit oder ohne Rollator, und womöglich die Gefahr des Stürzens besteht, sollten Sie sich einen gebremsten Rollator besorgen. Aktuell gibt es nur von der Firma Gemini ein Modell, das mit einem zweiten Bremssystem ausgestattet ist. Mit diesem zweiten Bremssystem wird der Rollator ständig gebremst, sodass ein konstanter Widerstand die Zunahme der Geschwindigkeit verhindert.

Tipps für Angehörige

Bitte lenken Sie die Betroffenen in auslösenden Situationen nicht mit einem Gespräch ab. Sollte der Betroffene der Redner sein, bitten Sie ihn um die notwendige Konzentration, bis der blockadeauslösende Moment vorbei ist.
Für den Einsatz der Cueing-Methode bedarf es sehr viel Übung mit vielen Wiederholungen. Auch die Verhaltens- und Bewegungsstrategien sind sehr übungsintensiv. Auch helfen die Hilfsmittel (Antifreezingball, Antifreezingstock oder Laserpointer) nicht allen Betroffenen. Bitte testen und probieren Sie sie für sich persönlich aus. Aus meinem klinischen Alltag heraus betrachtet, haben vor allem die visuellen Hinweisreize bei vielen Betroffenen eine gute Wirkung. Rhythmische Hinweisreize können manchmal bei musikalischen Betroffenen von Vorteil sein.

Das gestörte Schlucken – Dysphagie

Simone Maureen Wolber arbeitet seit 2014 in der Parkinson-Klinik Ortenau. Sie ist davon überzeugt, dass eine logopädische Therapie nur durch tägliches Üben und alltagsrelevante Ziele erfolgreich sein kann.

Simone Maureen Wolber

Der Begriff »Dysphagie« bezeichnet gestörtes Schlucken. Gefahr bei einer Dysphagie liegt darin, dass Speichel, Nahrung oder Flüssigkeit nicht in den Magen, sondern in die Atemwege und in die Lunge gelangen können. Gelangt Sekret in die Lunge (der Vorgang heißt Aspiration), kann es eine Lungenentzündung hervorrufen. Unser Körper schützt uns normalerweise durch den Hustenreflex, jedoch ist dieser Reflex bei Parkinson-Erkrankten oft abgeschwächt und verliert somit die Schutzfunktion.

Was ist zu tun bei Dysphagie?

Bei schon leicht auftretenden Schluckproblemen sollten Sie professionelle Hilfe aufsuchen. Im Fall von Schluckbeschwerden ist wichtig, möglichst schnell eine Schlucktherapie durchzuführen. Das verhindert Mangelernährung und Lungenentzündungen.

Anzeichen einer Dysphagie

Verschiedene Anzeichen und Erfahrungswerte liefern deutliche Hinweise auf beginnende Schluckschwierigkeiten. Die indirekten Anzeichen können auf schwere körperliche Beeinträchtigungen hinweisen, die oft jedoch zeitlich verzögert auftreten:

- Gewichts- und Flüssigkeitsverlust
- Sodbrennen und Aufstoßen
- plötzlich auftretendes Fieber unklarer Ursache
- Bronchitis und Lungenentzündung

Die direkten Anzeichen treten unmittelbar während des Schluckaktes auf:

- häufiges Verschlucken
- häufiges Räuspern oder Husten bis hin zur Atemnot
- Kloßgefühl im Hals
- gurgelnde, feucht klingende Stimme
- brodelnde, rasselnde Atemgeräusche
- Nahrungsverweigerung (aus Angst, diesen Zustand auszulösen)

Erhöhte Aspirationsgefahr, also die Gefahr des Verschluckens, besteht bei:

- gurgelnder Stimme
- Husten und Räuspern (manchmal auch verspätet)
- geröteten Augen, Aufsteigen von Tränen (Verdacht auf stille Aspiration)

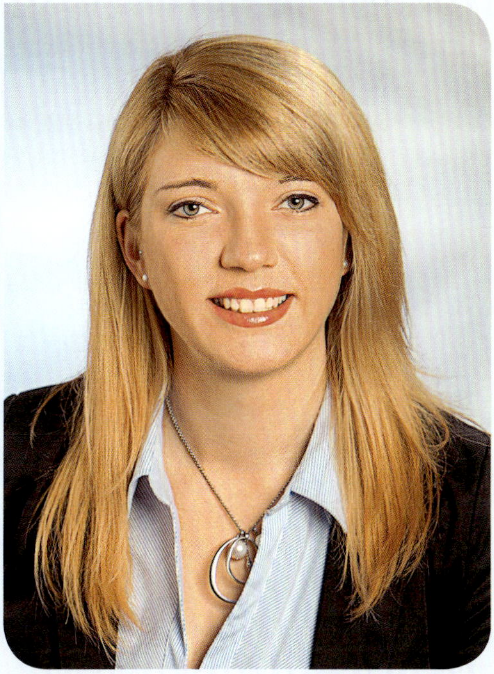

Simone Maureen Wolber

- erschwerte Atmung nach dem Schlucken: Atemnot, Atemgeräusche, Atemstopp

Essregeln bei Schluckstörungen

1. Essen und trinken Sie nur in aufrechter Haltung!
2. Sprechen Sie beim Essen und Trinken nicht.
3. Nehmen Sie kleine Bissen und Schlucke.
4. Lassen Sie sich Zeit und kauen Sie ausreichend.
5. Machen Sie den Mund ganz leer, bevor Sie einen neuen Bissen oder Schluck nehmen.
6. Reinigen Sie sich den Mund nach dem Essen (Mundhygiene) und entfernen Sie eventuelle Essensreste.
7. Bleiben Sie nach dem Essen noch etwa 20 Minuten aufrecht sitzen oder laufen Sie ein paar Schritte.

Verordnungen und Eigentraining

Ein Rezept für eine ambulante Schlucktherapie können Sie sich von Ihrem Hausarzt oder Neurologen, aber auch vom HNO-Arzt für einen Logopäden oder Sprachtherapeuten verschreiben lassen. Die Leistung wird von Ihrer logopädischen Praxis über die gesetzliche Krankenkasse abgerechnet. Bei einer degenerativen neurologischen Erkrankung, z. B. Parkinson, sollte es jedem Arzt ein Anliegen sein, Ihnen eine logopädische Therapie zu verordnen. Bei auftretenden Schluckbeschwerden, seien sie auch noch so vage oder nur gelegentlich auftretend, sollten Sie mit dem gezielten Training unter fachkundiger, sprachtherapeutischer Anleitung beginnen. Seien Sie ehrlich zu sich selbst!

Schlucken als Problem? Schluckcheck

Um herauszufinden, ob eine Dysphagie vorliegt, kommt es vor allem auf Ihre Selbsteinschätzung an. Dafür gibt es einige Fragebögen zur Selbsteinschätzung, z. B. den SDQ-PD-dV. Er fragt Funktionen oder Auffälligkeiten ab, die Symptome einer Dysphagie sein können, z. B.:

- Haben Sie Schwierigkeiten beim Kauen fester Nahrung (z. B. Äpfel, Kekse, Knäckebrot)?
- Haben Sie beim Essen das Gefühl, es steckt ein Speisekloß im Hals fest?
- Hatten Sie im vergangenen Jahr eine Atemwegsinfektion (Lungenentzündung, Bronchitis)?
- Müssen Sie außerhalb der Mahlzeiten husten oder haben Sie Atemschwierigkeiten, weil Speichel in Ihre Luftröhre gelangt?
- Stellen Sie direkt nach dem Essen oder Trinken eine Veränderung ihrer Stimme fest (z. B. gurgelnder Stimmklang oder eine abgeschwächte Stimme)?

Fehlhaltungen des Rumpfes

Fehlhaltungen des Körpers treten meist im Laufe einer Parkinson-Erkrankung auf. Auch dagegen können Sie mit gezielten Übungen angehen.

Im Laufe der Erkrankung verändert sich bei den Betroffenen die Körperhaltung, bedingt durch die Steifheit der Muskulatur (Rigor) und durch die Beeinträchtigung des automatischen Entspannens einiger Muskelgruppen. Eine weitere Schwierigkeit ist die veränderte Körperwahrnehmung: Wir haben alle Bewegungen automatisch gelernt und sind uns der automatischen Kontrolle der Haltung nicht bewusst! Dieser Baustein in jeder Bewegung ist bei älteren Menschen und bei Parkinson-Betroffenen sehr beeinträchtigt und geht später ganz verloren. Das heißt: Die Betroffenen nehmen die Fehlhaltung nicht als solche wahr. Erst durch einen Spiegel, ein Foto, die Hinweise der Angehörigen oder durch eine Videoaufnahme erkennen Betroffene die Fehlhaltung.

Gemäßigte Rumpffehlhaltung

James Parkinson (britischer Arzt, der im Jahr 1817 die Parkinson-Symptome als Erster beschrieb) hat dieses Symptom schon damals bezeichnet als »Neigung, den Rumpf nach vorn zu beugen«. Folgende Auffälligkeiten sind in mehr oder weniger stark ausgeprägter Form zu sehen:

- Der Oberkörper ist nach vorn und manchmal auch gleichzeitig noch zur Seite geneigt. Diese Haltungsveränderung verursacht eine Fehlhaltung des Kopfes, der versucht, diese Veränderung wieder auszugleichen,
- nach vorn hängende Schultern,
- gebeugte Ellbogen-, Hand- sowie Fingergelenke,
- gebeugte Hüft- und Kniegelenke,
- die natürliche Krümmung der Lendenwirbelsäule ist oft aufgehoben oder kaum noch vorhanden.

Durch die gebeugte Rumpfhaltung sind die Alltagsaktivitäten, z. B. Treppengehen oder das Tragen von Gegenständen, erschwert. Die Gehstrecke kann sich dadurch reduzieren und es besteht auch eine erhöhte Sturzgefahr.

Was können Sie tun?

Durch die Fehlhaltung können Muskeln verkürzen und sich Gelenke und Weichteile verändern. Einige Strukturen, besonders im Rücken, sind dadurch ständig überbelastet und es kommt häufig zu Schmerzen. Zunächst ist es wichtig, die veränderte Haltung wahrzunehmen und zu erkennen. Sehen Sie sich zusammen mit Ihrem Therapeuten die Haltung an, und lassen Sie sich von ihm Korrekturen zeigen. Zudem:

- Versuchen Sie, so oft wie möglich die Haltung im Alltag zu korrigieren.
- Stellen Sie sich öfter vor einen Spiegel oder ein Schaufenster, damit die Korrektur Ihnen leichter fällt.
- Lassen Sie sich von Ihrem Therapeuten Dehnübungen zeigen, die Sie täglich durchführen sollten.
- Trainieren Sie täglich Ihre aufrichtende Rückenmuskulatur sowie die Bauchmuskulatur.
- Sie können versuchen, mit Walking-Stöcken oder Nordic-Walking-Stöcken die Haltung zu beeinflussen. Bei manchen Betroffenen kann das eine Möglichkeit sein, aufrechter zu gehen. Führen Sie dabei die Stöcke kraftvoll auf den Boden und versuchen Sie, sich dabei gleichzeitig auf der aufsetzenden Seite aufzurichten.
- Ein Rucksack kann manchmal für einen aufrichtenden Impuls sorgen.
- Stehen Schmerzen im Vordergrund, die die Fehlhaltung verursachen, können Wärme und Massagen die Therapie sinnvoll ergänzen. Aber bitte, liebe Betroffene, verzichten Sie nicht auf die physiotherapeutischen Aktivitäten beim Therapeuten, sondern sehen Sie bitte die passiven Anwendungen nur als eine ergänzende Maßnahme!

Beachten Sie jedoch! Drohen Sie beim Aufrichten nach hinten zu fallen, ist das Üben der aufrechten Haltung während des Gehens eher nicht ratsam.

Falls die Übungen in diesem Kapitel Sie unterfordern, finden Sie schwerere unter »Warum als Parkinson-Betroffener aktiv sein« (Seite 10). Sollten die Übungen zu schwer sein, können Sie leichtere unter »Extrem gebeugter Rumpf (Kamptokormie)« (Seite 90), »Extrem zur Seite geneigter Rumpf (Pisa-Syndrom)« (Seite 98) und »Extrem nach unten geneigter Kopf« (Seite 104) finden.

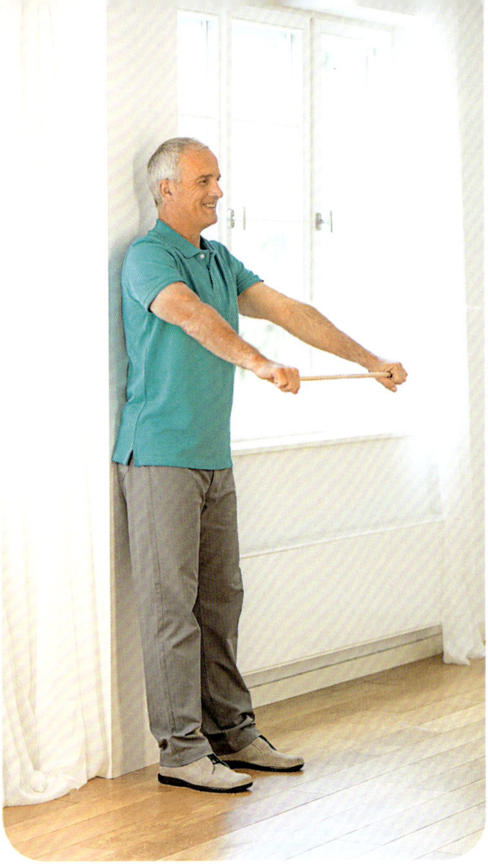

▲ Stehen Sie mit dem Rücken an der Wand und halten Sie die Fersen in 20 Zentimeter Abstand.

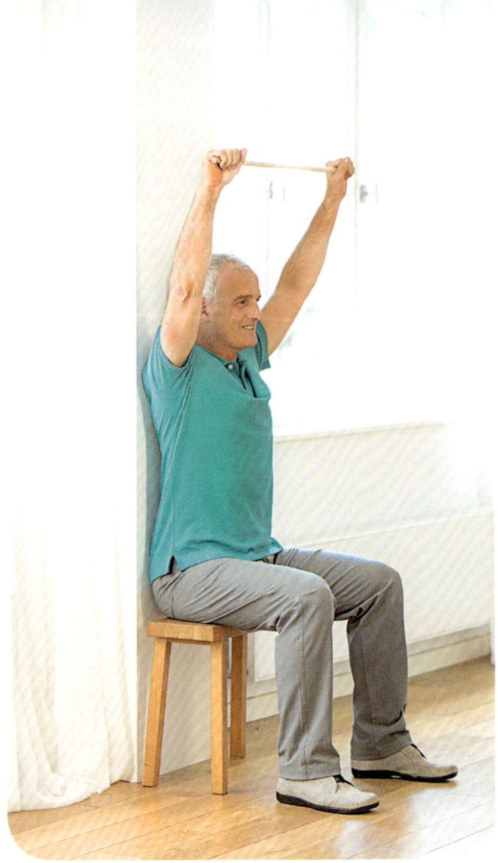

▲ Versuchen Sie, während der Übung den Rücken fest an die Wand zu drücken. Sie können auch einen Hocker nutzen.

Übung 1: Stehend an der Wand

Um Ihre Haltung zu schulen, ist diese Übung eine gute Variante:

- Stehen Sie mit dem Rücken gegen eine Wand und halten Sie mit den Fersen etwa 20 Zentimeter Abstand.

- Nehmen Sie einen Stock oder ein Handtuch und heben Sie die Arme hoch – so weit Sie kommen.

- Versuchen Sie, die Lendenwirbelsäule gegen die Wand zu drücken. Oben angekommen, führen Sie die Arme wieder nach unten und machen so 15–20 langsame Wiederholungen.

- Versuchen Sie, während der Wiederholungen mit dem Rücken an der Wand zu bleiben.

- Nach einer kurzen Pause wiederholen Sie die Übung 3-mal.

- Diese Übung können Sie auch im Sitzen auf einem Hocker durchführen.

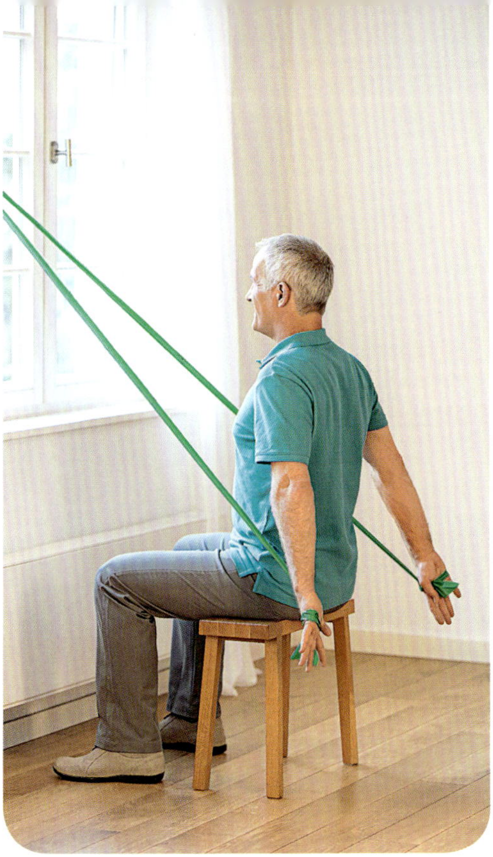

Versuchen Sie während des Übens so aufrecht wie möglich zu sitzen.

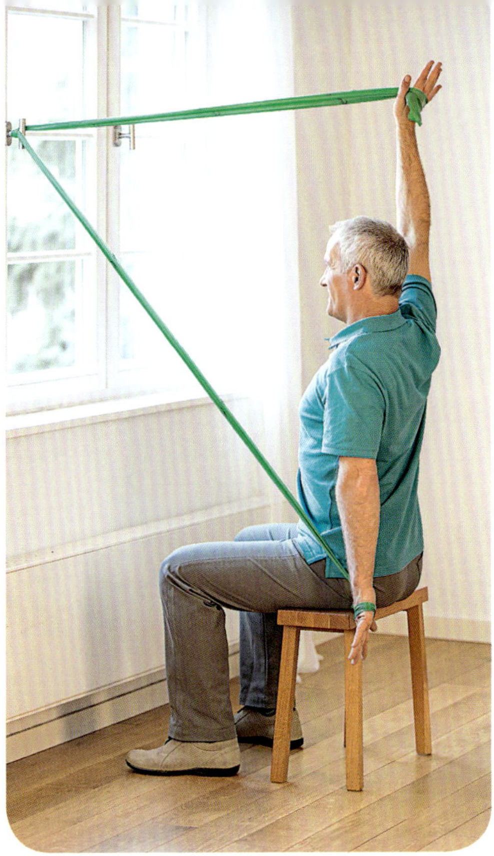

Während Sie das Band ziehen, achten Sie darauf, dass es nicht zurückschnellt, sondern Sie es kontrollieren.

Übung 2: Theraband am Türgriff

Auch diese Übung schult Ihre Fähigkeit, sich aufzurichten und allgemein zu kräftigen:

- Befestigen Sie ein Theraband am Türgriff und sitzen Sie aufrecht auf einem Hocker. Je größer der Abstand zur Tür, desto mehr Widerstand entwickelt das Band. Ziehen Sie das Band mit beiden Armen (gestreckt) nach hinten-unten an den Hüften vorbei. Bewegen Sie das Band dynamisch vor und zurück.

- Lassen Sie sich für das Zurückgehen 3–4 Sekunden Zeit. Machen Sie 15–20 Wiederholungen.

Steigerung:

- Ziehen Sie auf der rechten Seite nach oben, während Sie auf der linken Seite nach unten ziehen (12 Wiederholungen).

- Ziehen Sie dann 12-mal mit dem linken Arm nach oben und mit dem rechten nach unten. Danach wird gewechselt. Die Handflächen sollten nach vorn zeigen. Wiederholen Sie die Übung 3–4-mal.

- Bitte das Band unter Spannung halten, wenn Sie zurückgehen.

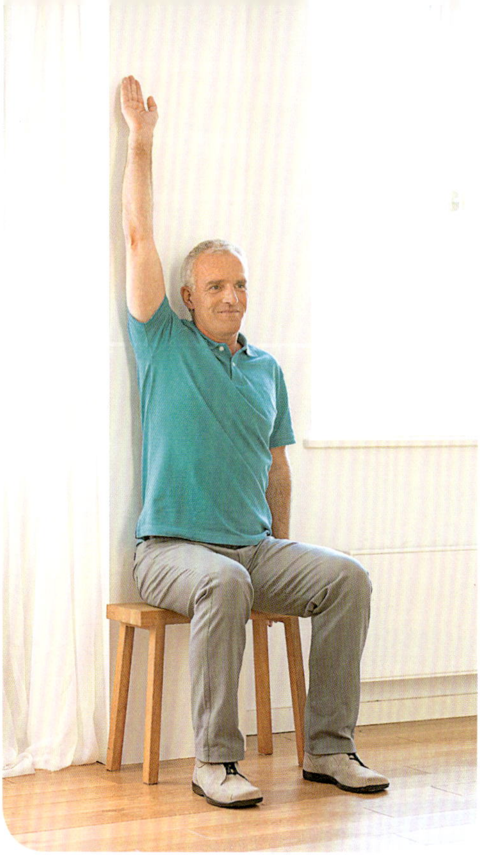

Genießen Sie den Druck der Wand im Rücken und die Spannung, die sich zwischen den Armen aufbaut.

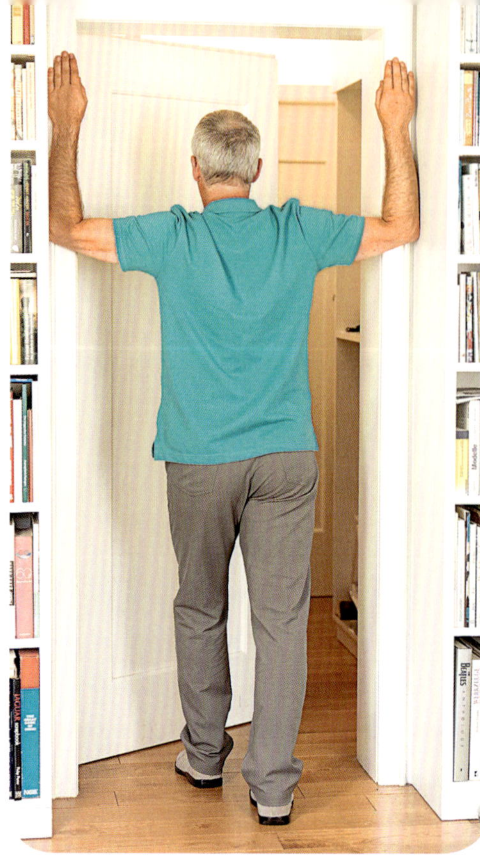

Während Sie den Arm heben, machen Sie den Nacken lang – richten Sie die Nase nach unten.

Übung 3: Hocker an der Wand

Nun nehmen Sie kein Band, sondern die Wand als Sparringspartner:

- Sitzen Sie auf einem Hocker und drücken Sie mit dem Rücken gegen die Wand. Drücken Sie den linken Arm neben dem Körper gegen die Wand, sodass der Handrücken Kontakt hat. Heben Sie den rechten Arm nach oben und drücken Sie ihn ebenfalls gegen die Wand. Die Handfläche zeigt nach vorn.
- Halten Sie die Spannung 10–15 Sekunden. Danach wechseln Sie die Seite.

Übung 4: Türrahmen drücken

Sehen Sie den Türrahmen nicht als Hindernis, sondern als gute Übungsmöglichkeit:

- Stehen Sie in Schrittposition in dem Türrahmen, nehmen Sie die Arme nach oben und legen Sie die Hände am Türrahmen bzw. an der Wand ab.
- Lehnen Sie den Oberkörper nach vorn, bis Sie im Brust- und Oberarmbereich ein Dehngefühl spüren.
- Halten Sie die Position 30–50 Sekunden.

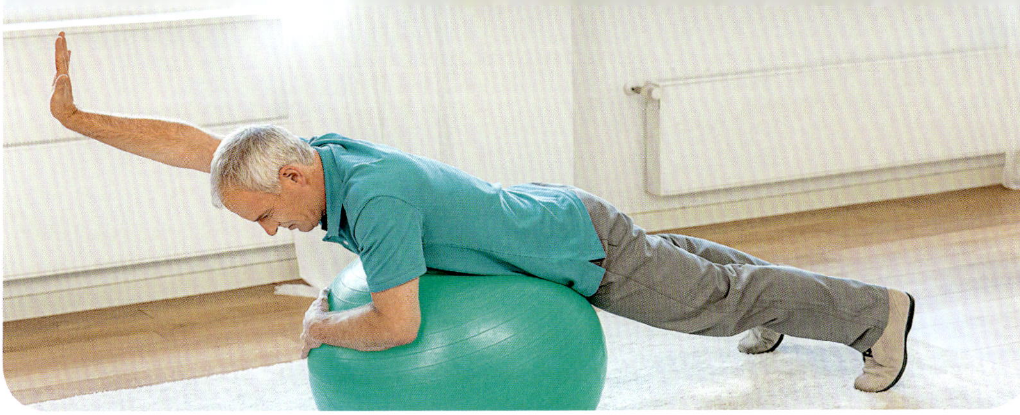

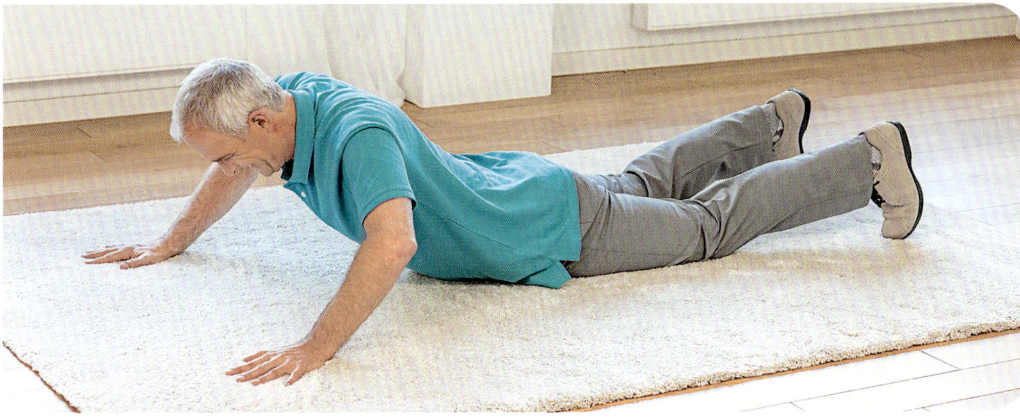

Lehnen Sie sich so weit nach vorn, bis Sie ein leichtes Dehnungsgefühl in Brust und Armen spüren.

Warten Sie stets, bis die Spannung abgeklungen ist. Versuchen Sie, den Rücken locker zu lassen.

Übung 5: Pezziball drücken

Nun arbeiten Sie wieder mit dem Ball:

- Gehen Sie auf die Knie und legen Sie Ihren Oberkörper auf den Ball. Strecken Sie die Beine, dadurch schieben Sie den Oberkörper nach vorn. Richten Sie Ihren Oberkörper auf und strecken Sie den rechten Arm nach vorn. Machen Sie Ihren Nacken lang, indem Sie die Nase nach unten richten. Halten Sie die Position kurz. Kommen Sie wieder zurück auf die Knie.

- Machen Sie die Übung 3–4-mal mit 10–15 Wiederholungen, danach wechseln Sie den Arm. Machen Sie eine kurze Pause.

Übung 6: Muskeln und Faszien dehnen

Dehnen Sie Ihre Muskeln regelmäßig:

- Legen Sie sich flach auf den Bauch und verweilen Sie etwa eine Minute – vor allem dann, wenn Sie eine Spannung spüren. Lässt die Spannung nach, richten Sie den Oberkörper auf, indem Sie sich auf die Unterarme abstützen. Kommt die Spannung zurück, warten Sie, bis es leichter wird. Versuchen Sie, nicht Ihre Rückenmuskulatur anzuspannen, bringen Sie den Oberkörper nur mithilfe Ihrer Armkraft nach oben.

- Ist noch mehr Aufrichtung möglich, drücken Sie sich über die Unterarme hoch.

Extrem nach vorn gebeugter Rumpf (Kamptokormie)

Obwohl eine gebeugte Rumpfhaltung zu den Kennzeichen der Parkinson-Erkrankung gehört, ist eine extreme Rumpfbeugung eher selten. Diese Fehlhaltung nennen Fachkreise »Kamptokormie« (griech.: gebeugter Rumpf). Die Häufigkeit dieser Haltungsanomalie liegt beim idiopathischen Parkinson-Syndrom bei 3–17 Prozent und sie tritt meist bei langjährig Betroffenen auf. Die Beugung des Rumpfs nach vorn (oder auch nach vorn und zur Seite geneigt) beträgt zwischen 45 und 90 Grad und es gelingt diesen Betroffenen kaum, sich aufzurichten, oder es ist nur für einen kurzen Moment möglich. Nicht selten kommt es zusätzlich zu einer Seitneigung ähnlich dem Pisa-Syndrom. Übungen dazu finden Sie unter »Extrem zur Seite geneigter Rumpf« (Seite 98).

Eine extreme Beugung des Rumpfes kann vorkommen. Sie haben Möglichkeiten, auf die Fehlhaltung einzuwirken.

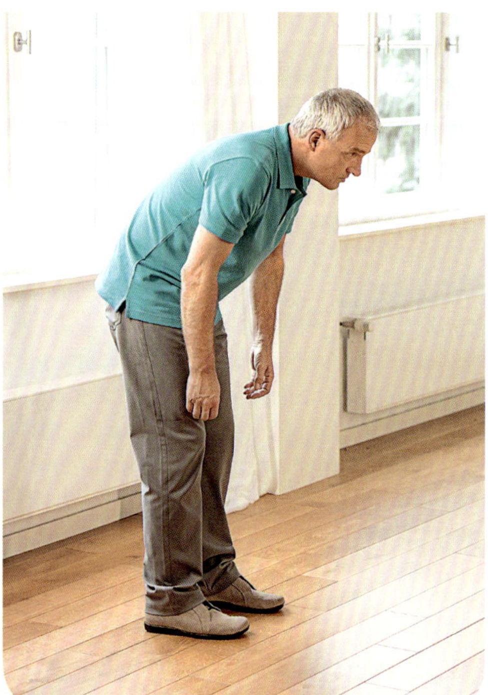

Extreme Rumpffehlhaltungen: Kamptokormie, Pisa-Syndrom, Anterocollis: Charakteristisch bei diesen drei Formen der eher seltenen Fehlhaltungen ist, dass sie im Stehen und Gehen sowie auch im Sitzen auftreten, sich jedoch im Liegen in den meisten Fällen ohne besondere Maßnahmen wieder zurückbilden. Medikamente haben bei diesen Symptomen keinen oder nur sehr wenig Einfluss. Alle drei Formen der Fehlhaltung sind sehr therapieintensiv.

Mögliche Ursachen für die Fehlhaltungen: Verschiedene Theorien werden diskutiert, die sich nicht gegenseitig ausschließen:

- Periphere Ursachen:
  - Die aufrichtende Rückenmuskulatur ist manchmal krankhaft verändert (Myopathie oder Myositis) und dadurch stark abgeschwächt.
- Zentrale Ursachen:
  - Im Sitz und im Stand, so wird vermutet, treten Aktionsdystonien (Muskelverkrampfungen) in der vorderen Rumpfmuskulatur sowie eine Minderansteuerung der Rückenmuskulatur auf.
  - Das verursachen dopaminerge und nicht-dopaminerge Mängel im Mittelhirn (Basalganglien). Die Betroffenen nehmen ihre Fehlhaltung als solche meist nicht wahr, erst durch einen Blick in den Spiegel erkennen sie diese Veränderung.
  - Die Korrektur in die Aufrichtung erleben die Betroffenen eher als ungewohnt.

Was können Sie tun?

Es ist wirklich wichtig, dass Sie etwas gegen diese Fehlhaltung unternehmen. Denn wenn Sie untätig bleiben, kann das Gelenke, Bänder, Knorpel und Muskelgewebe schädigen – da diese Fehlhaltung zu einer Fehlbelastung dieser Körperstrukturen führt. Außerdem erhalten Sie sich durch Übungen Ihre Alltagskompetenz und verringern das Sturzrisiko.

Sie können sich z. B. mit Kissen lagern: Für die sitzende Position können Sie etwa als Lagerung Kissen, Handtücher oder Keile benutzen. Tipp: Sitzen auf einem tiefen Sofa oder in einem Sessel ist kontraproduktiv und für Sie nicht zu empfehlen!

Außerdem können Sie:

- Ihre Wahrnehmung schulen: Durch einen Blick in einen Spiegel oder indem Sie mit dem Rücken an eine Wand anlehnen, schaffen Sie sich Möglichkeiten, Ihre Haltung wahrzunehmen und zu korrigieren. Machen Sie das am besten zuerst zusammen mit Ihrem Therapeuten.
- Kräftigen Sie Ihre Rückenmuskulatur, z. B. mit »Stab schwingen« (Seite 95) und »Stuhllehnen-Stütz« (Seite 94).
- Dehnen Sie die vordere Muskulatur in den Bereichen, Bauch, Brust und Hüfte.
- Legen Sie sich tagsüber hin und wieder auf den Rücken, damit die strapazierten Strukturen sich wieder erholen können.

Ungestützte Sitzhaltung bei Kamptokormie: Ohne Keilkissen sind die Betroffenen deutlich nach vorn geneigt.

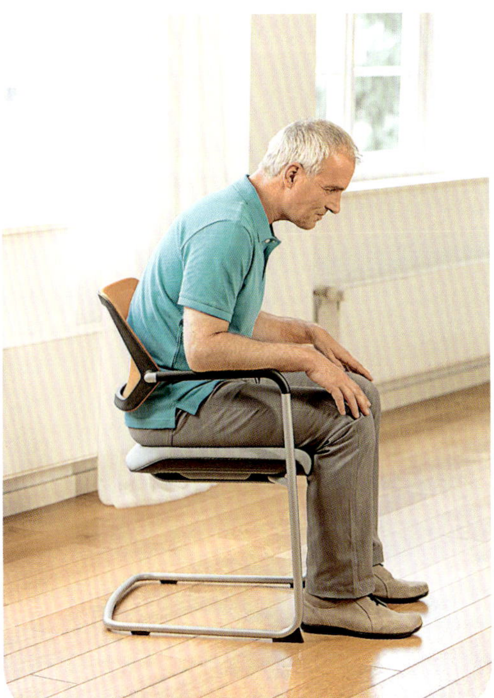

Gestützte Sitzhaltung bei Kamptokormie: Mit dem Keilkissen (flache Stelle nach hinten) ist die Oberkörperhaltung etwas aufrechter.

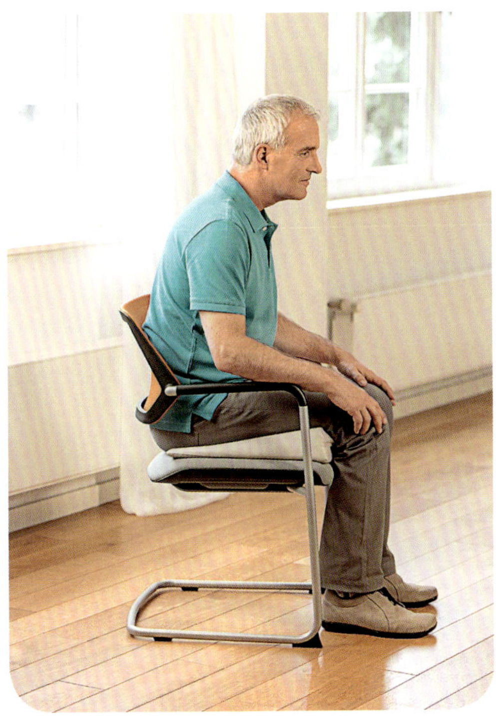

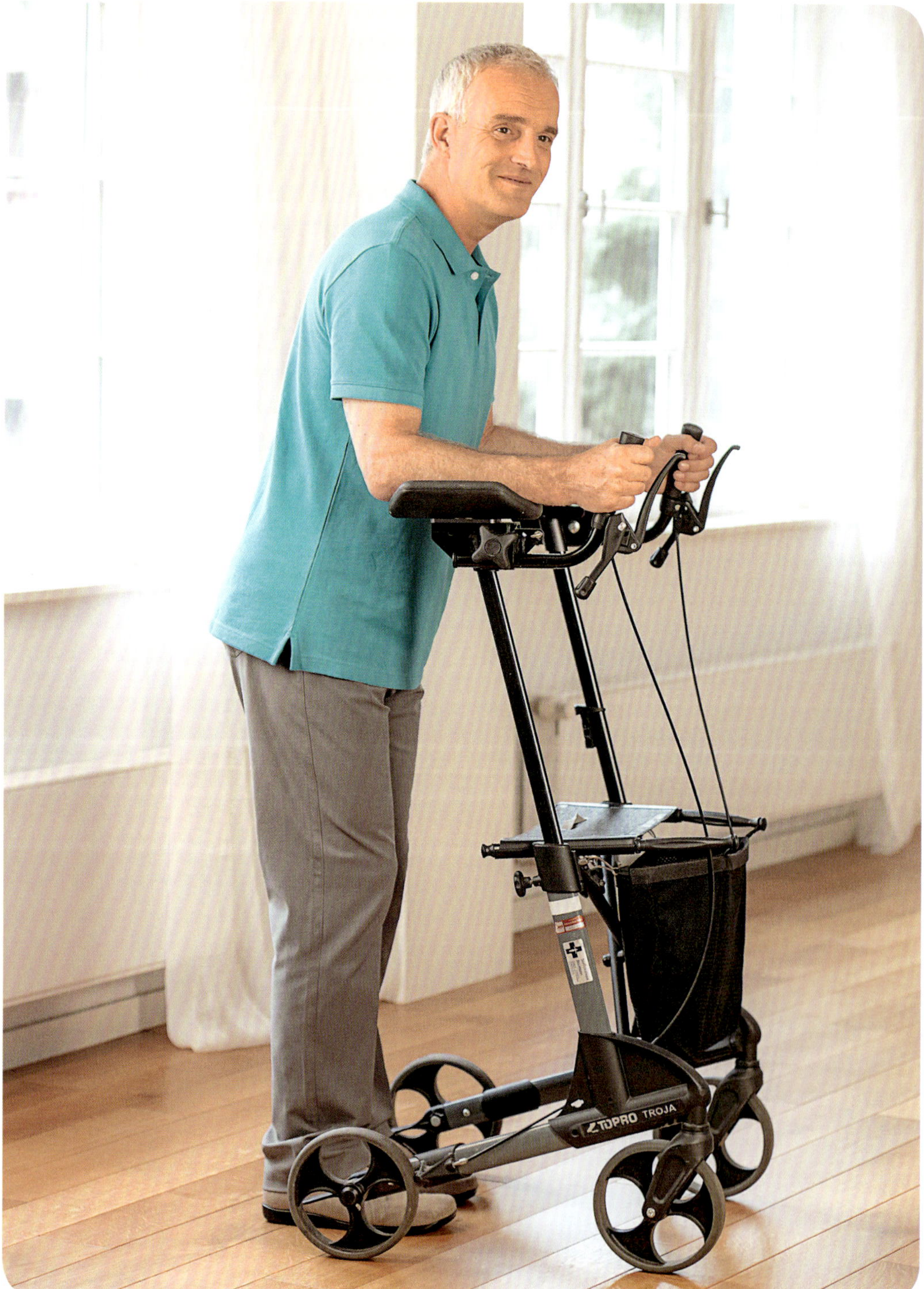
TOPRO TROJA

Sie können dann die Gelegenheit nutzen, und ein paar Übungen machen oder sich einfach nur entspannen.

- Setzen Sie Hilfsmittel ein:
  - Hochrollator: Mittel der Wahl.
  - Stöcke: Können bei leichteren Fällen aufrichtend wirken.
  - Rucksack: Kann bei leichteren Fällen zur Aufrichtung beitragen.
  - Orthesen: Können bei Rumpffehlhaltung wenig ausrichten. Sie schränken Beweglichkeit ja eher ein und schwächen oftmals durch Inaktivität. Besprechen Sie sich unbedingt mit Ihrem Physiotherapeuten.
- Benutzen Sie einen Hochrollator? Sie müssen keine Bedenken haben, dass Sie dadurch noch schwächer werden. Das Gegenteil ist der Fall. Nach nur wenigen Übungstagen fällt es einigen Betroffenen sogar etwas leichter, sich aufzurichten.
- Falls Ihr Oberkörper zusätzlich zur Seite geneigt ist, üben Sie zusätzlich wie für das Pisa-Syndrom, »Extrem zur Seite geneigter Rumpf« (Seite 98).
- Das Gehen an einem Hochrollator hilft Ihnen, in eine deutlich aufrechtere Haltung zu kommen. Das Aufrichten fällt leichter, da Sie sich über beide Unterarme abstützen können. Ihr Rücken erfährt so eine deutliche Entlastung.
- Eine Entlastung gibt es auch für die Halswirbelsäule, denn Sie müssen Ihren Kopf nicht mehr überstrecken, um nach vorn blicken zu können.
- Eine Zunahme der Gehstrecke ist möglich.
- Die Sturzgefahr kann verringert werden.

Unterstützend können z. B. passive Weichteiltechniken wie Massagen wirken, was durchaus den Schmerz lindern kann. Falls Sie nach einiger Zeit das Gefühl haben, der Fortschritt sei zu gering, lassen Sie trotzdem nicht locker. Ich bin mir sicher: »Sie wirken einer Verschlechterung entgegen, wenn Sie üben!«

« Ein Hochrollator kann den Oberkörper aufrichten. Außerdem entlastet er den Rücken und die Halswirbelsäule.

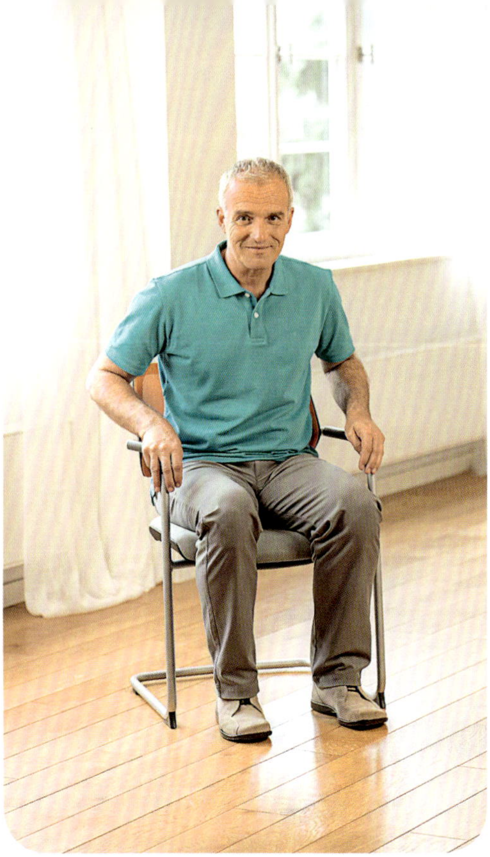

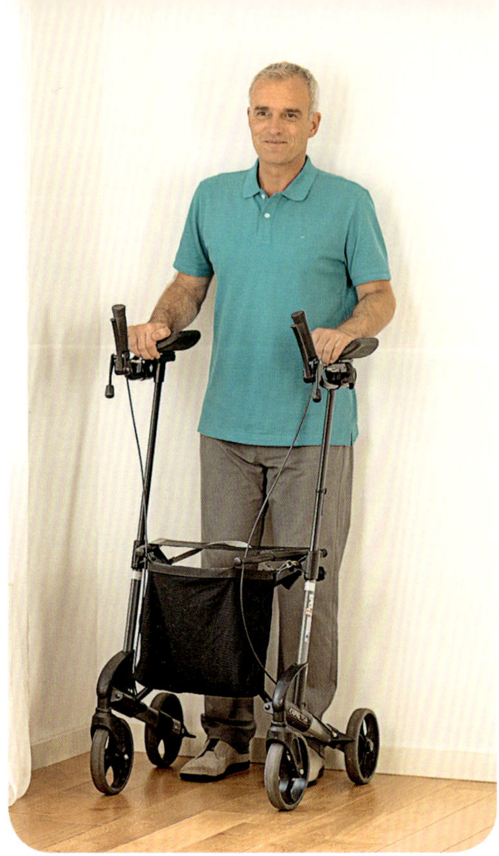

Versuchen Sie, sich Schritt für Schritt aufzurichten. Stoppen Sie erst, wenn Sie sich erschöpft fühlen.

Egal, wie weit Sie es mit der Übung treiben: Bleiben Sie stets mit dem Rücken fest gegen die Wand gedrückt.

Übung 1: Stuhllehnen-Stütz

Beginnen Sie mit dieser kleinen Übung, für die Sie nur eine Lehne benötigen:

- Versuchen Sie, über das Abstützen der Arme an der Stuhllehne in die aufrechte Position zu kommen. Wenn es gelingt, versuchen Sie, einen Arm von der Armlehne wegzunehmen, und bleiben Sie in der aufrechten Haltung. Wechseln Sie die Arme.

- Wenn Sie sich nicht mehr aufrecht halten können, nehmen Sie wieder beide Arme zum Stützen. Die Dauer der Übung ist abhängig von Ihren individuellen Zustand.

Variante: Damit Ihnen das Aufrichten leichter fällt, können Sie den Rollator mit festgestellter Bremse zum Abstützen benutzen: Stehen Sie mit dem Rücken gegen die Wand und versuchen Sie, den kompletten Rücken dagegen zu drücken. Drücken Sie sich mit beiden Armen am Rollator ab.

- Nehmen Sie einen Arm kurz weg vom Rollator und heben Sie ihn nach oben, während Sie den Rücken weiterhin fest an die Wand drücken. Führen Sie den Arm wieder zurück und stützen Sie sich wieder am Rollator ab. Danach wechseln Sie die Seite. Versuchen Sie, die einarmige Stützphase zu verlängern.

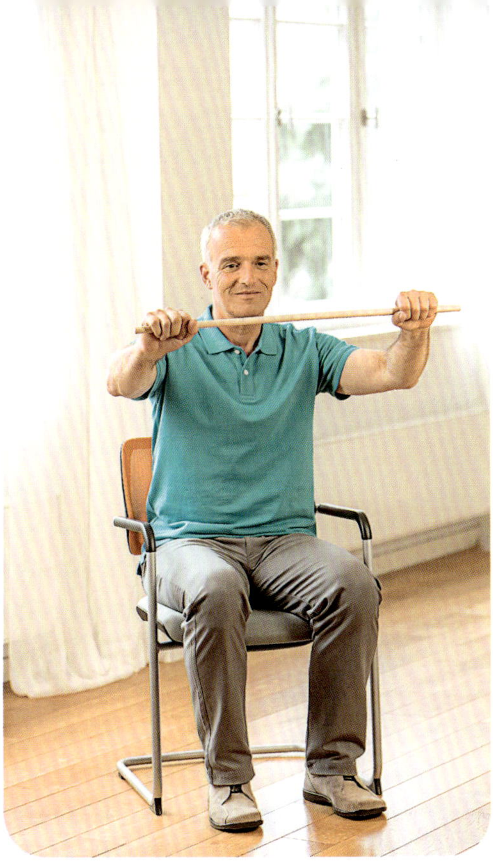

Richten Sie den Oberkörper auf und versuchen Sie, den Stab mit beiden Händen hochzuheben.

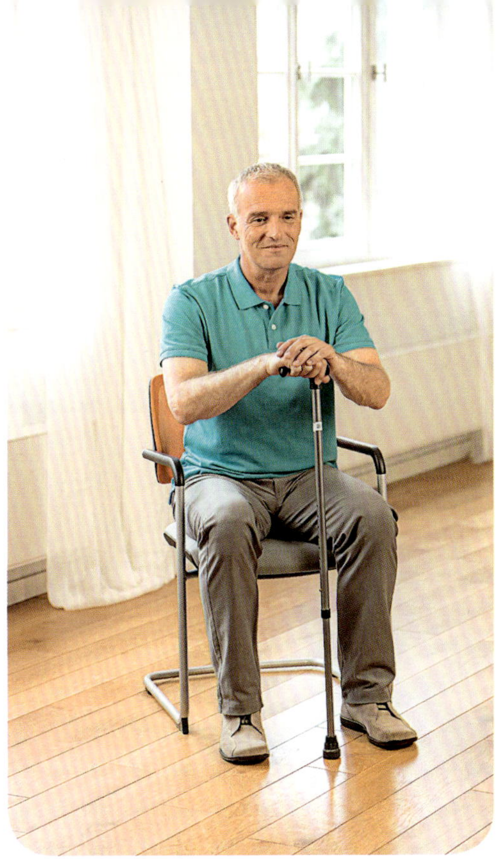

Drücken Sie den Stab in den Boden und richten Sie den Oberkörper auf – dann entspannen Sie.

Übung 2: Stab schwingen

Nutzen Sie bei dieser Übung einen Stab, um Ihre Haltung zu trainieren:

- Sitzen Sie auf einem Stuhl und richten Sie sich mit dem Rücken gegen die Lehne.
- Richten Sie Ihren Oberkörper auf und versuchen Sie, den Stab auseinanderzuziehen. Führen Sie den Stab mit gestreckten Armen nach oben.
- Versuchen Sie, 10–12-mal den Stab hoch- und wieder herunterzubewegen.

Variante: Drücken Sie den Stab in den Boden und richten Sie gleichzeitig Ihren Oberkörper auf.

- Halten Sie die Position mindestens 10 Sekunden und entspannen Sie wieder. Lassen Sie bitte Ihre Schultern unten.
- Wiederholen Sie die Übung mehrfach.

Tipp: Sie können die sitzenden Übungen auch im Stehen durchführen. Das Üben im Stehen erfordert meist mehr Anstrengung als im Sitzen.

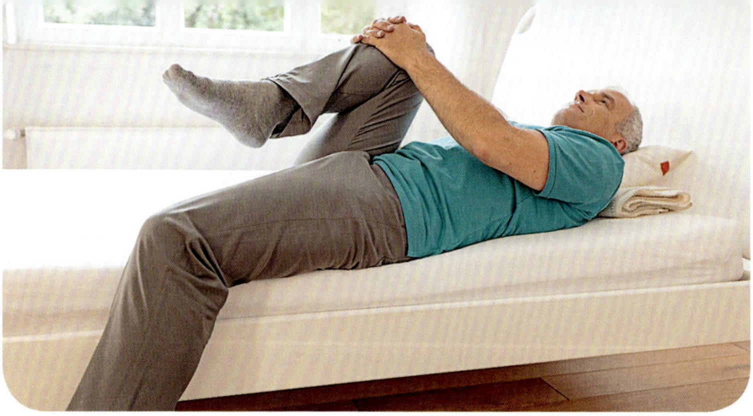

Machen Sie es sich bequem im Bett und dehnen Sie mit hängendem Bein Ihre Muskeln.

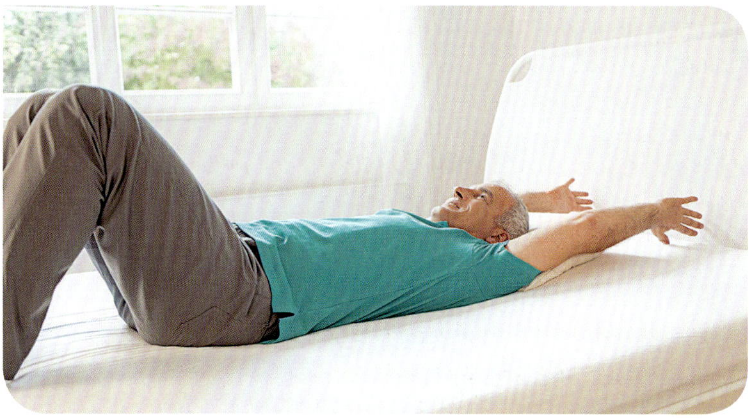

Drücken Sie die ganze Zeit die Lendenwirbelsäule gegen und in die Unterlage.

Übung 3: Hüftbeugemuskulatur dehnen

Dehnen Sie Ihre vordere Körperseite:

- Legen Sie sich im Bett auf den Rücken und lassen Sie ein Bein über die Bettkante hinaus herunterhängen. Ziehen Sie das andere Bein in Richtung Brust und halten es mit beiden Händen fest.
- Versuchen Sie, die Position 30–60 Sekunden zu halten.
- Rutschen Sie zur anderen Bettseite oder stehen Sie auf und gehen Sie auf die andere Seite und wiederholen Sie die Übung mit der anderen Seite.

Übung 4: Brustmuskulatur dehnen

Entspannen Sie die Muskeln Ihrer Brust:

- Legen Sie sich auf den Rücken und stellen Sie die Beine an. Legen Sie die Arme neben dem Kopf ab. Drücken Sie die Lendenwirbelsäule auf die Unterlage. Strecken Sie die Ellbogen und zeigen Sie mit den Daumen nach unten. Drücken Sie die Arme in die Unterlage. Halten Sie die Position 30–60 Sekunden.
- Machen Sie die Übung mit gestreckten Beinen, falls Sie im Bauchbereich eine Spannung spüren. Drücken Sie weiter die Lendenwirbelsäule in die Unterlage.

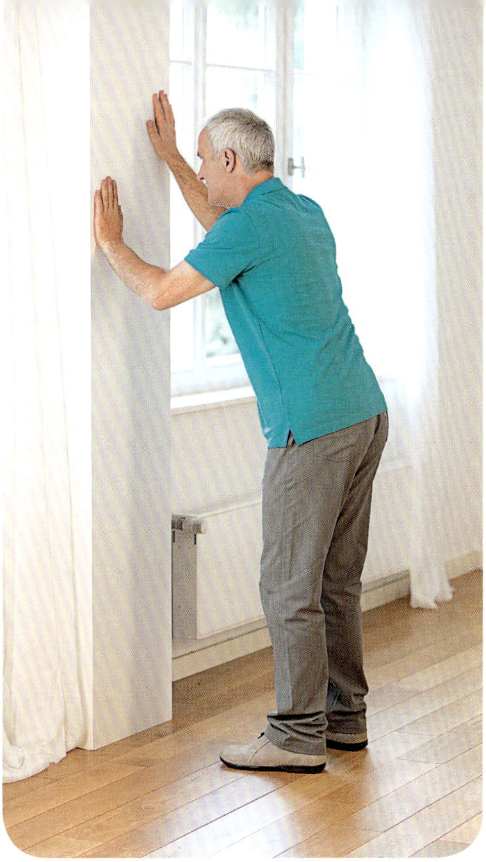

▲ Lassen Sie sich beim Hocharbeiten Zeit, und bleiben Sie einige Zeit in der maximal möglichen aufrechten Position.

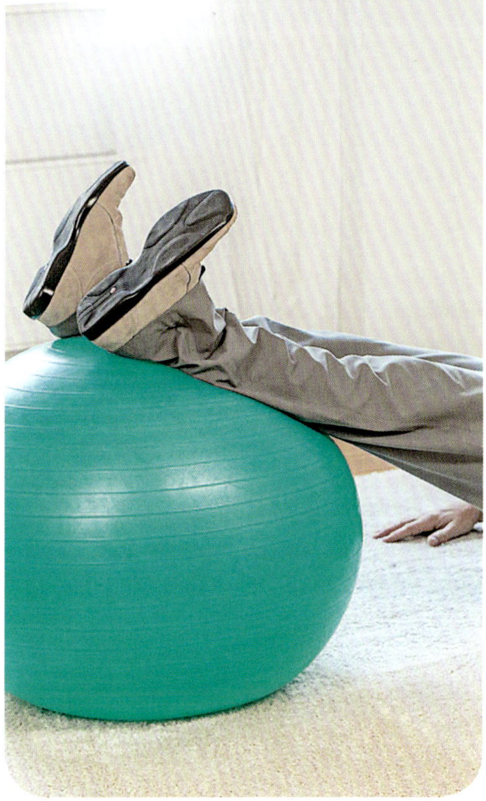

▲ Legen Sie die Beine auf den Ball, drücken Sie die Arme in die Unterlage und heben Sie das Gesäß.

Übung 5: Wandkrabbeln

- Stehen Sie mit dem Gesicht zur Wand und stützen Sie sich mit den Händen dagegen.

- Versuchen Sie, mit den Händen an der Wand hochzukrabbeln, um dadurch in eine aufrechtere Haltung zu kommen.

- Versuchen Sie, die Position etwa 60 Sekunden zu halten – eventuell können Sie nach der halben Zeit die Hände noch weiter hochschieben und die Füße näher an die Wand stellen.

Übung 6: Untere Muskulatur kräftigen

Sie benötigen wieder den Pezziball:

- Legen Sie die Beine gestreckt auf den Ball und heben Sie das Gesäß von der Unterlage ab. Legen Sie die Arme neben sich und drücken Sie sie leicht in die Unterlage. Bewegen Sie das Gesäß hoch und herunter und machen Sie 10–12 Wiederholungen. Nach einer kurzen Pause wiederholen Sie die Übung 3–4-mal.

- Alternativ können Sie die Übung auch im Bett durchführen oder statt des Balls den Boden oder eine Unterlage nutzen.

Extrem zur Seite geneigter Rumpf (Pisa-Syndrom)

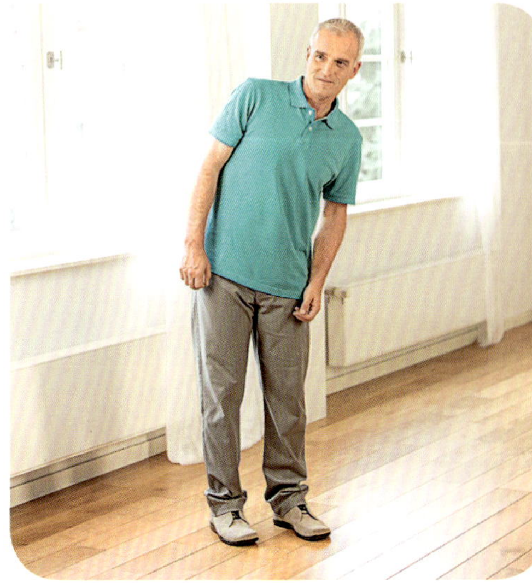

Pisa-Syndrom und Kamptokormie sind nicht leicht zu unterscheiden. Die Seitneigung des Rumpfes wird als Pisa-Syndrom (analog dem Schiefen Turm von Pisa) bezeichnet. Der Rumpf ist deutlich zur Seite geneigt, etwas verdreht und leicht nach vorn geneigt. Der Rumpf kann sich 15 Grad und mehr zur Seite neigen. Es fällt den Betroffenen unglaublich schwer, sich gerade zu machen. Und wenn sie es dennoch schaffen, dann nur einen kurzen Augenblick.

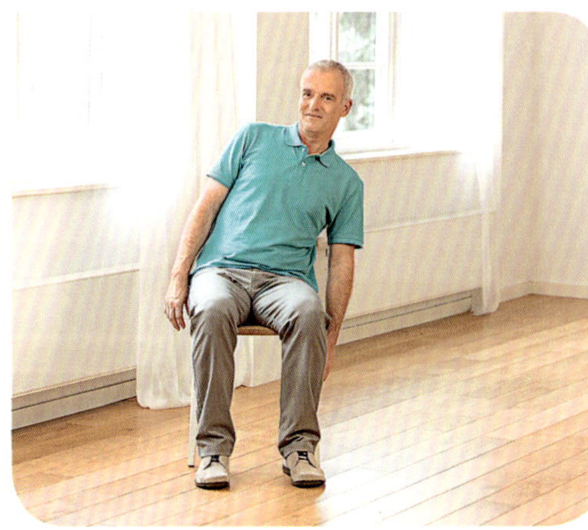

Mögliche Ursachen und Folgen finden Sie unter »Extrem nach vorn geneigter Rumpf« (Seite 90). Die meisten Betroffenen neigen sich von der stärker betroffenen Seite weg, beim Pisa-Syndrom besteht das Ungleichgewicht zwischen der linken und der rechten Rumpfseite.

Was können Sie tun?

Da im Sitzen die Fehlhaltung meist auch vorhanden ist, können Sie für die sitzende Position als Lagerungsmittel Kissen, Handtücher oder Keile benutzen.

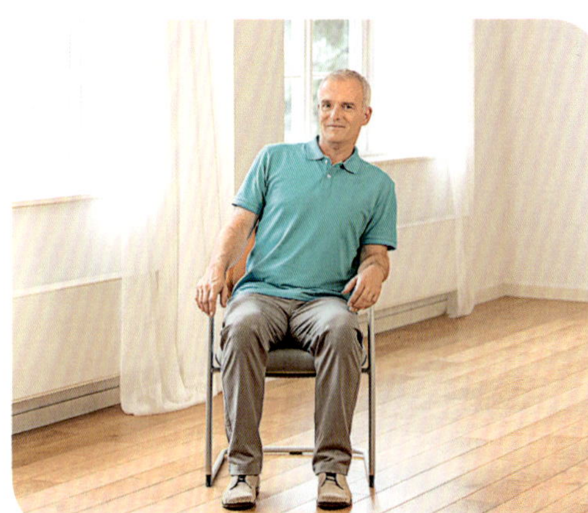

- Betroffene mit einem Pisa-Syndrom haben den Rumpf um bis zu 15 Grad und mehr zur Seite geneigt.
- Ungestützte Haltung: Die Betroffenen sitzen auf einem Stuhl ohne Armlehne in der Regel deutlich mehr auf der zur Seite hingeneigten Gesäßhälfte.
- Gestützte Haltung: Ein Stuhl mit einer Armlehne kann zu einer aufrechteren Haltung beitragen.

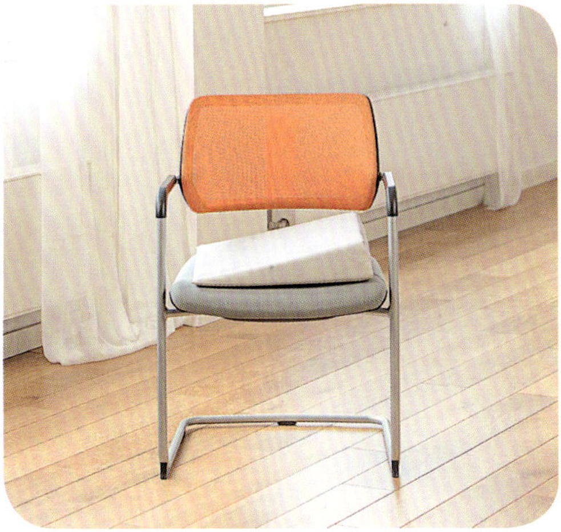

Nutzen Sie ein Keilkissen, um Ihren Sitz auf der geneigten Seite zu erhöhen. Alternative zum Keilkissen: Handtücher.

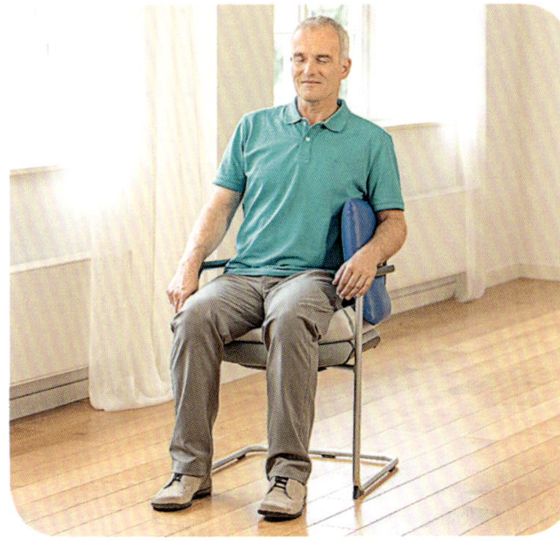

Kissen als Seitenstütze auf der geneigten Seite

Was Sie darüber hinaus tun können, ist:

- Ihre Wahrnehmung schulen: Durch einen Blick in einen Spiegel oder indem Sie sich mit dem Rücken an eine Wand anlehnen, schaffen Sie sich Möglichkeiten, Ihre Haltung wahrzunehmen und zu korrigieren. Machen Sie das am besten zuerst zusammen mit Ihrem Therapeuten.
- Kräftigen Sie Ihre Rückenmuskulatur – vor allem die schwache seitliche Muskulatur auf der langen Seite (das ist die Seite, von der Sie sich wegneigen).
- Dehnen Sie die seitliche Muskulatur auf der kurzen Seite (die Seite, zu der Sie sich hinneigen).
- Legen Sie sich tagsüber hin und wieder auf den Rücken, damit die überstrapazierten Strukturen sich erholen können. Sie können dann die Gelegenheit nutzen und ein paar Übungen machen oder einfach nur entspannen.
- Versuchen Sie, während Sie sitzen, das Gewicht auf die Seite, von der Sie sich wegneigen, zu verlagern.
- Einsatz von Hilfsmittel:
  - Hochrollator: Mittel der Wahl. Er ist gut für die Aufrichtung geeignet, wie bei »Extrem nach vorn gebeugter Rumpf« (Seite 90). In manchen Fällen können Sie die Seiten ungleich hoch einstellen.
  - Stöcke oder Stock: Können bei leichteren Fällen aufrichtend wirken.
  - Tragen Sie eine Tasche oder einen Aktenkoffer auf der kurzen Seite, das kann in leichteren Fällen zur Aufrichtung beitragen.
  - Orthesen: Können beim Pisa-Syndrom wenig ausrichten.

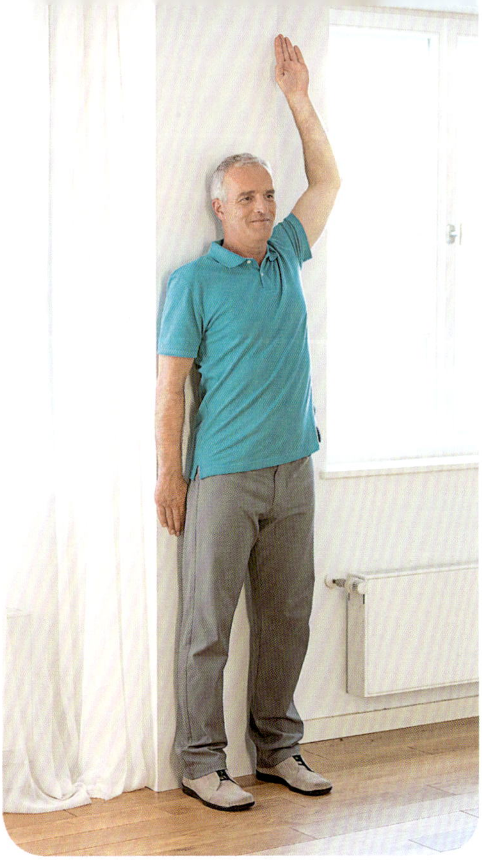

▲ Richten Sie den Oberkörper an der Wand auf, halten Sie dazu stets Kontakt mit dem Widerstand.

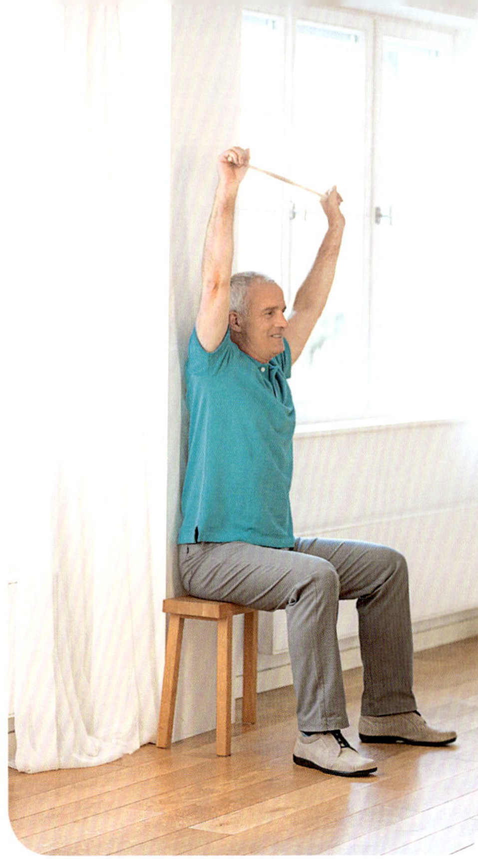

▲ Richten Sie den Oberkörper auf, drücken Sie ihn gegen die Wand und bewegen Sie den Stab auf und ab.

Übung 1: Wandstand

Nehmen Sie eine Wand als Ihren Partner:

- Richten Sie den Oberkörper auf (im Stehen oder Sitzen) und drücken Sie ihn mit dem Rücken gegen die Wand, machen Sie Ihre kurze Seite lang. Halten Sie den Kontakt während des Übens bei. Verhindern Sie, dass Sie sich wieder zur Seite neigen. Verteilen Sie das Körpergewicht gleichmäßig auf beide Beine. Strecken Sie den Arm auf der verkürzten Seite aktiv in Richtung Decke. Den Arm auf der langen Seite schieben Sie fußwärts.

- Halten Sie die Position 20–30 Sekunden.

Übung 2: Wandsitz mit Stab

Trainieren Sie, sich aufzurichten:

- Setzen Sie sich auf einen Stuhl, den Rücken zur Wand. Richten Sie den Oberkörper auf, verlängern Sie die kurze Seite, und drücken Sie mit dem Rücken gegen die Wand. Führen Sie den Stab mit gestreckten Armen nach oben und wieder zurück. Wiederholen Sie das möglichst 10–12-mal.

- Machen Sie immer eine kurze Pause und wiederholen Sie den Zyklus 3–4-mal.

- Bleiben Sie aufrecht, um das Gewicht auf beide Gesäßhälften gleich zu verteilen.

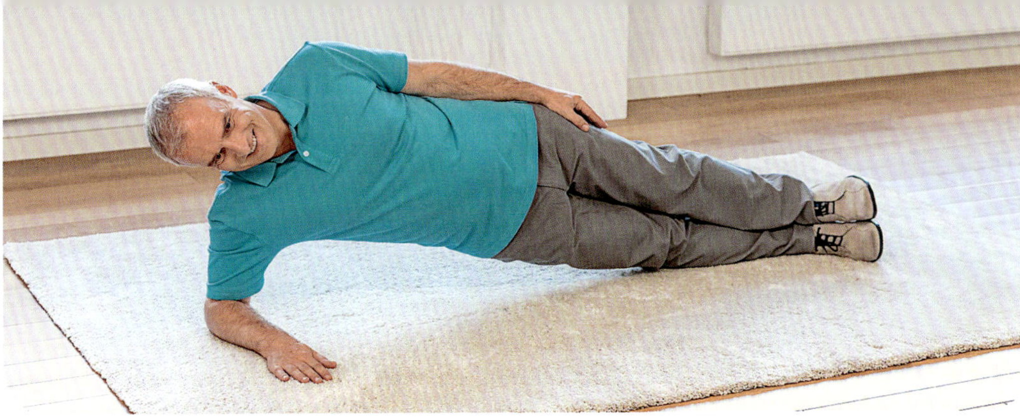

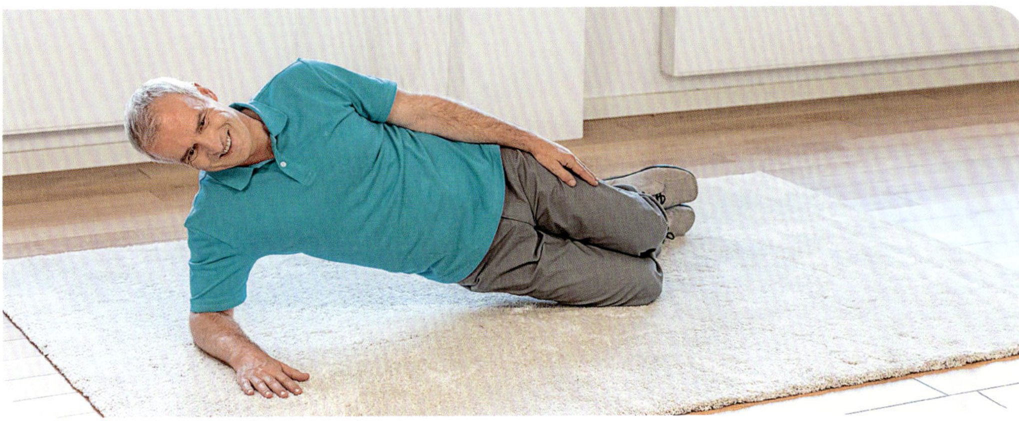

Versuchen Sie, in der Seitlage mit aufgestütztem Arm das Gesäß anzuheben.

Wenn Ihnen die Übung mit gestreckten Beinen zu schwer ist, beugen Sie die Knie einfach etwas an.

Übung 3: Lange Seite kräftigen

Nehmen Sie Ihr eigenes Körpergewicht, um die Muskeln zu trainieren:

- Legen Sie sich auf die längere Seite (die Seite, von der Sie sich wegneigen) und stützen Sie sich auf dem Unterarm ab.
- Versuchen Sie, das Gesäß hochzuheben.
- Verweilen Sie in der Position 5–10 Sekunden.
- Wiederholen Sie die Übung mehrfach – bis Sie ermüden.
- Falls es mit gestreckten Beinen zu schwer ist, können Sie die Knie beugen.

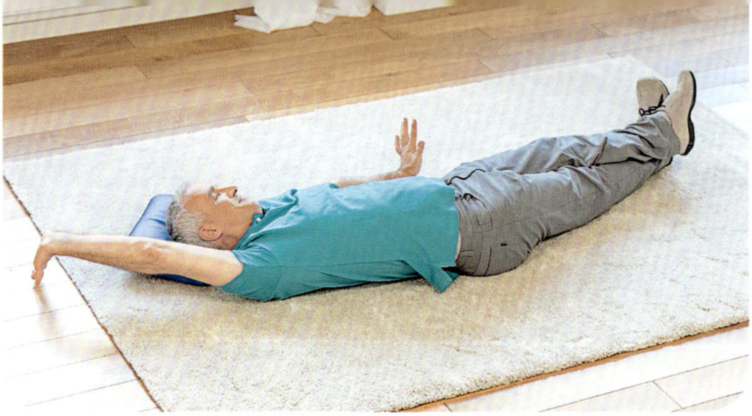

« Biegen Sie sich krumm wie eine Banane, schieben Sie den Arm über den Kopf und legen Sie die Beine übereinander.

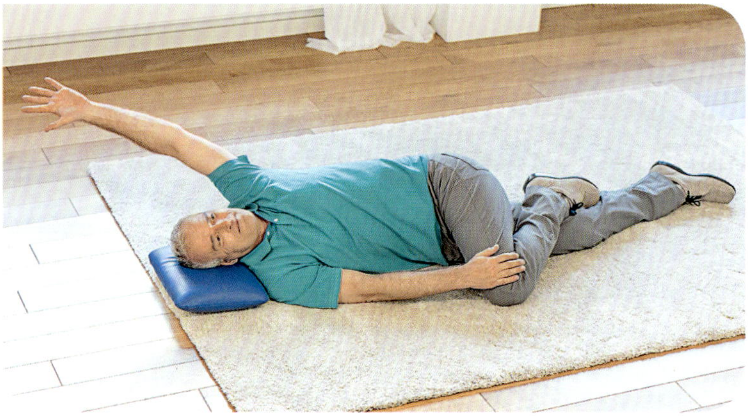

« Unteres Bein gestreckt, das obere gebeugt. Der Arm geht diagonal nach oben, die untere Hand hält das Knie.

Übung 4: Kurze Seite dehnen

Nun geht es darum, dass Sie angespannte Partien der Muskulatur dehnen – das tut Muskeln sehr gut:

- Versuchen Sie, in Rückenlage die kurze Seite (die, zu der Sie hinneigen) maximal zu verlängern, indem Sie sich krumm wie eine Banane biegen. Schieben Sie den Arm der kurzen Seite über den Kopf hinweg. Legen Sie das Bein der zu verlängernden Seite über das andere Bein.

- Halten Sie die Dehnung in einem für Sie erträglichen Maß etwa 30–60 Sekunden.

Übung 5: Drehdehnlagerung

Weiter geht es damit, die Muskeln zu dehnen:

- Begeben Sie sich in Seitenlage, die zu dehnende (kurze) Seite befindet sich oben. Strecken Sie das unten liegende Bein und legen Sie das obere Bein gebeugt darüber. Strecken Sie den oben liegenden Arm diagonal nach hinten-oben. Halten Sie mit der untenliegenden Hand das Knie fest und drehen Sie den Oberkörper weg vom Knie.

- Halten Sie die Dehnung etwa 30–60 Sekunden.

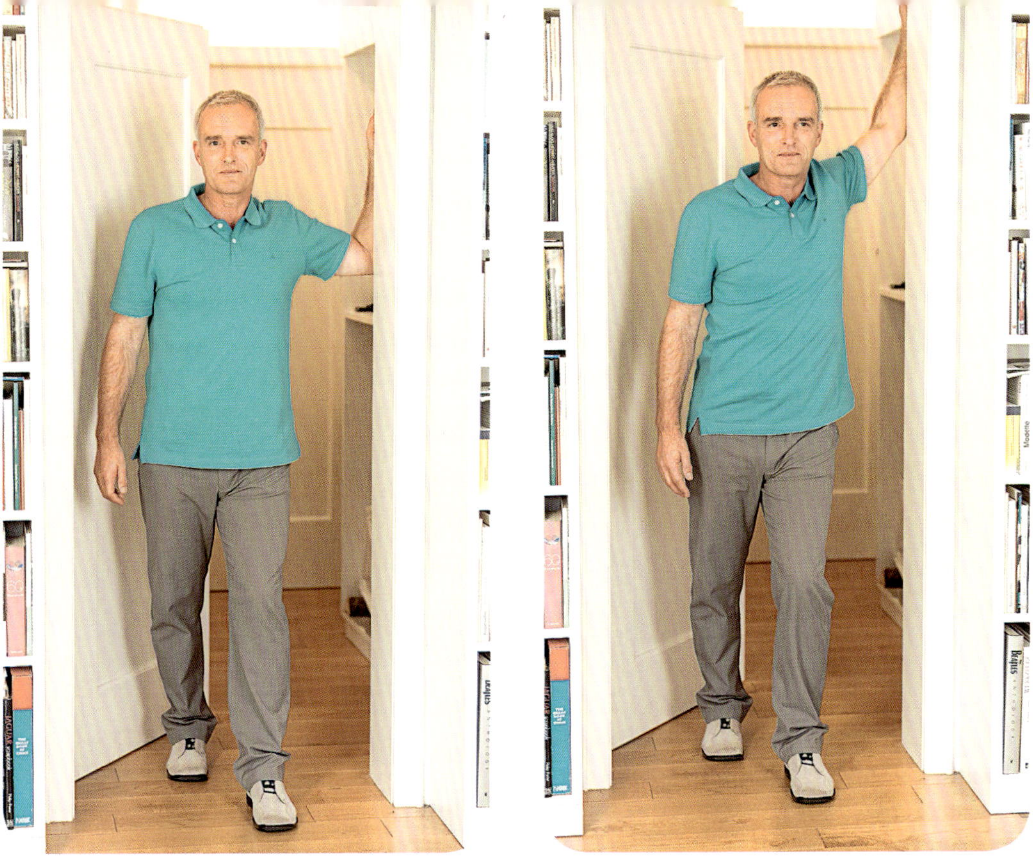

Arm der kurzen Seite liegt am Rahmen, der Arm ist hochgestreckt. Bewegen Sie sich in den Rahmen hinein.

Übung 6: Im Türrahmen dehnen

Nun begeben Sie sich erneut an einem Türrahmen, der Sie bei dieser Übung unterstützt:

- Legen Sie den Arm der kurzen Seite am Türrahmen an. Der Arm soll weit nach oben gestreckt werden.

- Bewegen Sie sich in den Türrahmen hinein und drehen Sie sich etwas von dem Arm weg, bis eine Spannung im Arm- und Brustbereich spürbar wird.

- Halten Sie die Dehnung 30–60 Sekunden.

Extrem nach unten geneigter Kopf

Diese Form der Fehlhaltungen ist beim idiopathischen Parkinson-Syndrom sehr selten (fünf bis acht Prozent) und tritt sehr viel häufiger bei der Multisystematrophie (atypisches Parkinson-Syndrom) auf. Dabei ist der Nacken bzw. die Halswirbelsäule im Fokus des Geschehens: Die Halswirbelsäule ist so stark gebeugt, dass der Kopf im Stehen oder Sitzen nur mit großer Anstrengung oder im Extremfall gar nicht mehr gehoben werden kann.

Die Ursache für einen Anterocollis erscheint – genauso wie die Ursache der Kamptokormie – noch nicht sicher geklärt. Manchmal ist zu spüren, dass die Spannung der vorderen Halsmuskulatur sehr hoch ist, aber noch häufiger ist eine sehr schwache, kopfaufrichtende Nackenmuskulatur. Bei einigen Betroffenen sind beide Phänomene vorhanden.

Was können Sie tun?

Auch wenn das Phänomen selten ist, können Sie doch etwas dagegen tun, sofern Sie betroffen sind:

- Versuchen Sie, die schwache Nackenmuskulatur zu kräftigen.
- Dehnen Sie die vordere Halsmuskulatur.
- Nehmen Sie immer wieder eine Liegeposition ein, um Ihre Halswirbelsäule zu entlasten.
- Setzen Sie Hilfsmittel ein.
- Ein Hochrollator kann Sie beim Stehen und Gehen – durch Abstützen über die Unterarme – unterstützen, den Kopf etwas besser aufzurichten.
- Der Headmaster kann, für ein paar Stunden, eine Möglichkeit sein, den Kopf

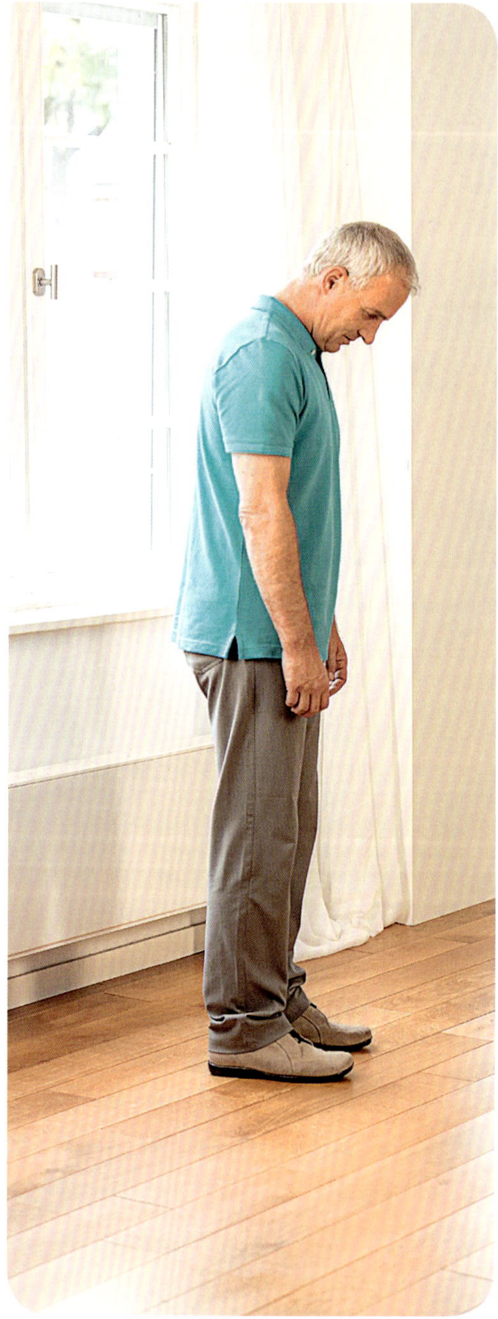

Diese Fehlhaltung ist sehr selten. Betroffene können den Kopf nur mit viel Kraft oder auch gar nicht mehr anheben.

aufrecht zu halten. Benutzen Sie das Hilfsmittel aber zu lange, kann es zu schmerzhaften Druckstellen an Kinn und Brust kommen und das Sprechen wird erschwert.

- Eine bessere Lösung als der Headmaster wäre ein Kopfhaltestirnband oder eine Kopfhaltemütze von der Firma Neck Solutions. Die amerikanische Firma bietet diese Produkte im Internet zum Kauf an:

  https://www.necksolutions.com/dropped-head-syndrome-support.html.

Dort können Sie sich ein Video über das Anbringen der Produkte ansehen. Sie können mit diesen Hilfsmitteln den Kopf in eine bessere Position bringen und damit Ihre Halswirbelsäule entlasten – und so auch besser wieder am Alltagsgeschehen teilnehmen.

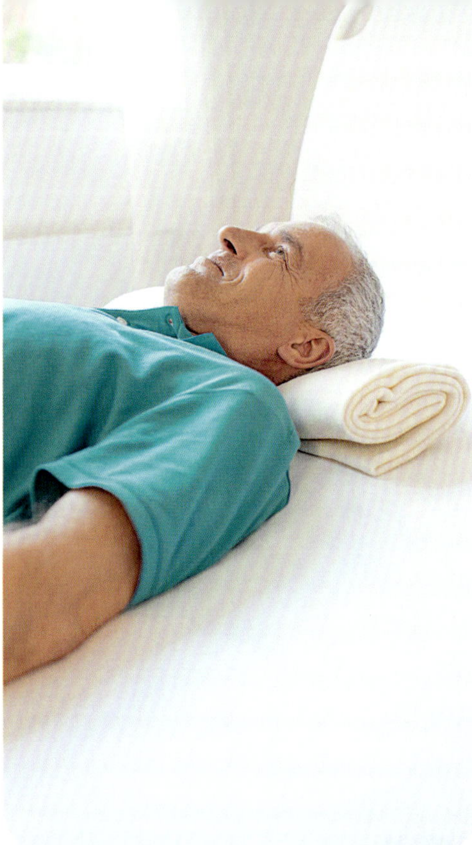

▲ Drücken Sie das Hinterhaupt in die Unterlage und entspannen Sie anschließend. Wenn möglich, Kopf auch drehen.

Übung 1: Kopf drücken und drehen

Stärken Sie die Nackenmuskulatur:

- Drücken Sie das Hinterhaupt in die Unterlage. Halten Sie den Druck 10–20 Sekunden und entspannen Sie genauso lange.

- Wiederholen Sie die Übung 5–6-mal.

Variante:

- Drücken Sie das Hinterhaupt leicht in die Unterlage, drehen Sie währenddessen den Kopf langsam nach rechts und nach links.

- Am Ende der Bewegung auf jeder Seite kurz verweilen.

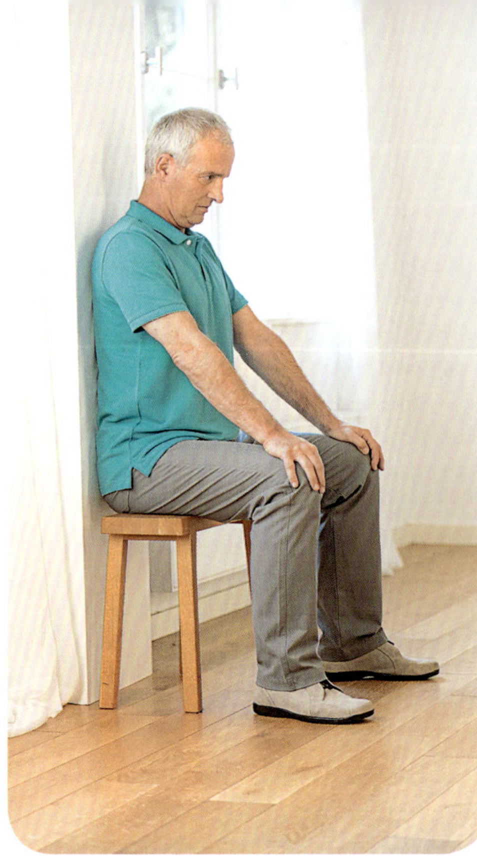

▲ Stützen Sie sich mit den Händen auf dem Oberschenkel und halten Sie die Nase in die Horizontale.

Übung 2: Kopf aufrichten

Die Wand hilft Ihnen, sich aufzurichten:

- Versuchen Sie, sich mit dem Rücken gegen die Wand aufzurichten. Es wird Ihnen am ehesten gelingen, wenn Sie sich mit den Händen gegen die Oberschenkel abstützen. Achten Sie auf eine aufrechte Kopfhaltung, sodass die Nase in die Horizontale kommt.

- Versuchen Sie, die Position 20–30 Sekunden zu halten. Wiederholen Sie die Übung 5–6-mal.

- Sie können diese Übung auch im Stehen durchführen, dann wird sie schwerer.

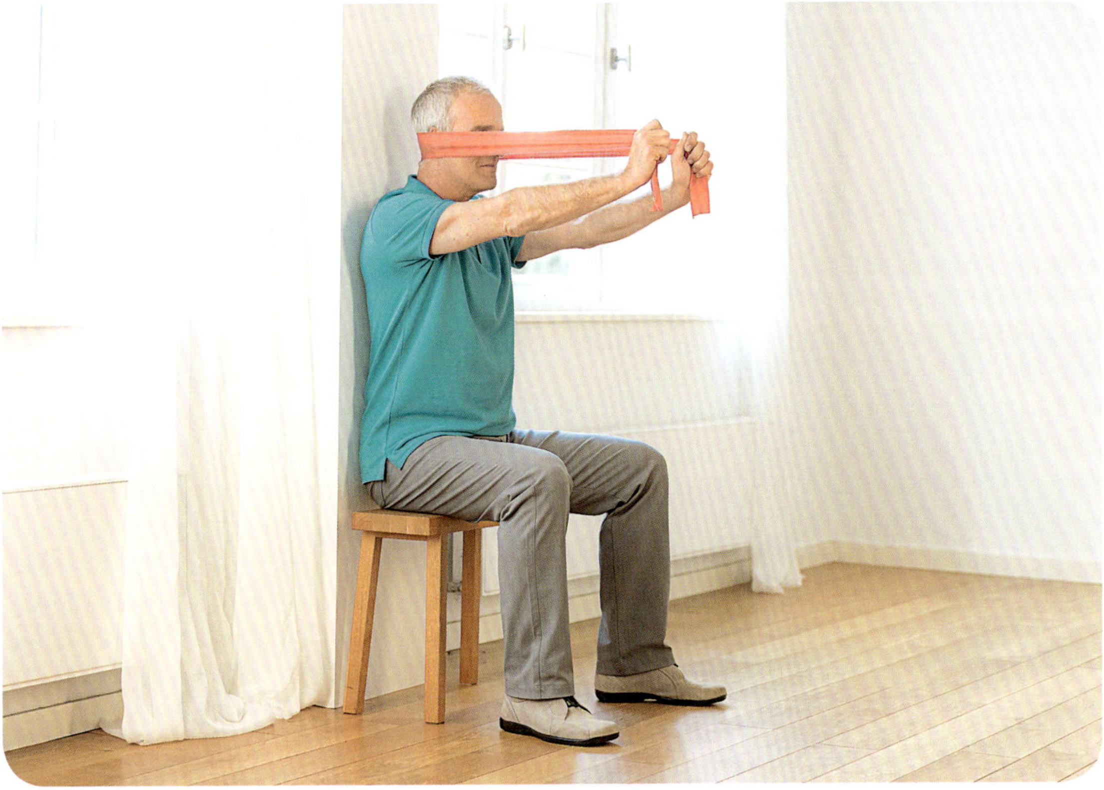

Der Hinterkopf drückt gegen das Theraband, während die Arme gerade nach vorn ziehen.

Übung 3:
Kopf und Theraband

Nun arbeiten Sie mit dem Theraband:

- Setzen Sie sich auf einen Hocker und drücken Sie mit dem Rücken gegen die Wand. Versuchen Sie, den Kopf aufzurichten. Drücken Sie mit dem Hinterhaupt gegen das Theraband, während Sie das Band mit den Armen langsam horizontal nach vorn ziehen. Lassen Sie den Oberkörper an der Wand und den Kopf aufgerichtet.

- Halten Sie für 10–20 Sekunden dagegen und entspannen Sie danach etwa genauso lange. Wiederholen Sie die Übung 5–6-mal.

Hinweis: Eine gewisse Grundkraft benötigen Sie für diese Übung, probieren Sie es aus.

Tipp: Als Partnerübung könnte der Partner das Ziehen übernehmen und der Betroffene sich ganz auf die Aufrichtung konzentrieren.

Klinikerfahrung: Stellen Sie sich darauf ein, dass alle drei Formen der Fehlhaltung sehr therapieintensiv sind. Auch Techniken wie Massagen können helfen und etwaige Schmerzen lindern. Falls Sie nach einiger Zeit das Gefühl haben, der Fortschritt sei zu gering, lassen Sie trotzdem nicht locker.

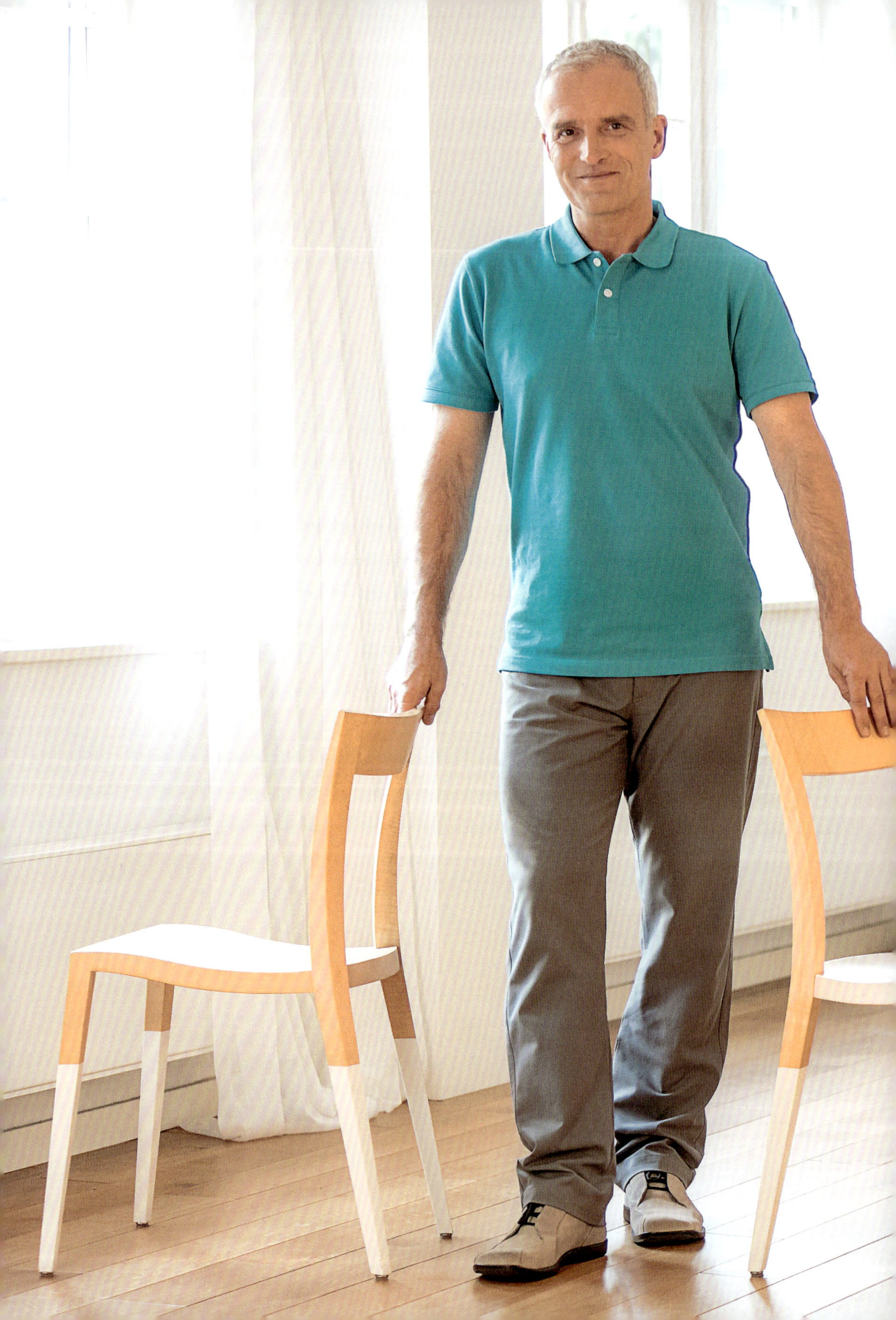

Körperlagewechsel und Sturzprophylaxe

In manchen Situationen wird Bewegung schwierig bleiben. Aber: Mit einigen Tipps und Hinweisen können Sie Blockaden überwinden, in Bewegung und vom Liegen ins Stehen oder Sitzen kommen.

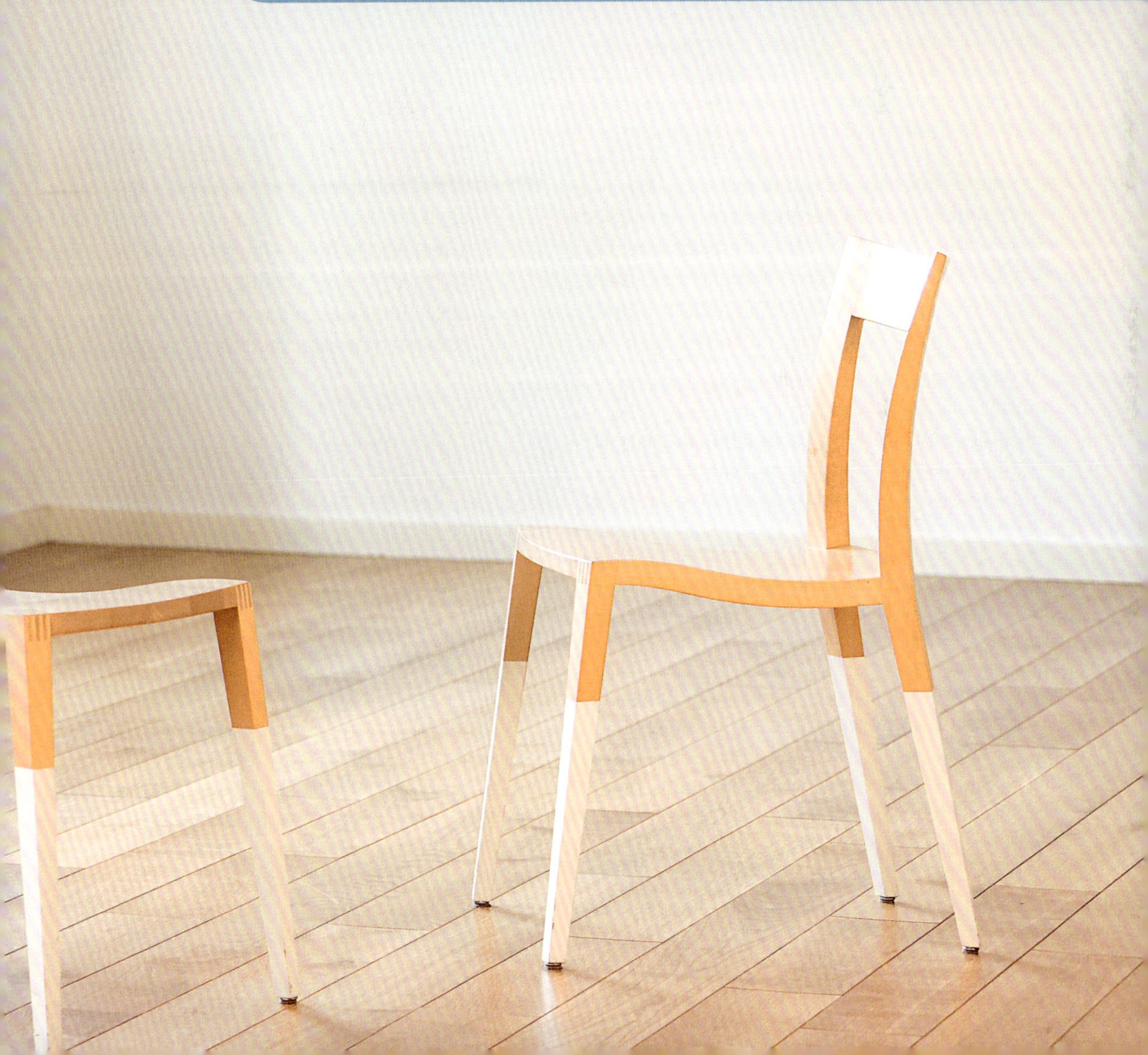

Tipps und Techniken, um sich zu positionieren

Erfahren Sie, wie Sie Ihre Position einfacher, sicher und balanciert wechseln können – und das in alltagstypischen Situationen wie im Bett, auf dem Stuhl oder im Stehen.

Im Verlauf der Erkrankung fällt Betroffenen oft das Umdrehen im Bett und das Aufstehen vom Stuhl deutlich schwerer. Gründe sind die allgemein verminderte Beweglichkeit, die Schwäche der Muskeln, die Schwierigkeiten mit dem Gleichgewicht und die insgesamt verlangsamten Bewegungen. Für Betroffene und Ihre Angehörigen ist das eine Herausforderung. Aber einige Tipps und Strategien können dabei helfen, diese wichtigen Dinge des täglichen Lebens besser zu bewältigen.

Wie Sie vom Sitzen zum Stehen kommen

Um aus einer sitzenden Position in das Stehen zu kommen, versuchen Sie, folgende Dinge zu beachten:

- Rutschen Sie so weit wie möglich nach vorn:
  - Fällt es Ihnen schwer, nach vorn zu rutschen, lehnen Sie sich mit dem Oberkörper zurück und drücken Sie mit dem Rücken fest gegen die Rückenlehne. Gleichzeitig schieben Sie das Gesäß nach vorn.
  - Eine weitere Möglichkeit ist, das Gewicht von einer Gesäßhälfte auf die andere zu verlagern. Das Hin- und Herverlagern des Oberkörpers ist hilfreich, um dann im »Schinkengang« (eine Gesäßhälfte mit der anderen im Wechsel) nach vorn zu rutschen.
- Positionieren Sie die Füße hüftbreit hinter den Knien.
- Bringen Sie Ihren Oberkörper mit gerader Wirbelsäule weit nach vorn, bringen Sie den Körperschwerpunkt über die Füße.
- Gesäß abheben, Knie strecken und den Oberkörper aufrichten.
- Sind Sie unsicher, können Sie sich mit den Händen etwas abstützen – aber Vorsicht: der Stuhl sollte dadurch nicht nach hinten wegrutschen.
- Sie können sich selbst ein akustisches Kommando geben – oder sich eines durch einen Angehörigen geben lassen –, z. B. auf »drei« oder auf Klatschen aufstehen oder

sich sogar einen Gegenstand vorstellen, der sich über Ihrem Kopf vor Ihnen befindet, und diesen versuchen zu greifen.
- Statt der Vorstellung kann die Begleitperson auch die Hand dahin positionieren.

Falls diese Methoden nicht ausreichen, gibt es noch folgende Möglichkeiten:
- Benutzen Sie zum Sitzen einen Stuhl mit Armlehnen zum Abstützen.
- Stützen Sie sich mit viel Armkraft ab, stellen Sie gleichzeitig sicher, dass der Stuhl nicht nach hinten wegrutschen kann.
- Erhöhen Sie die Sitzfläche mit Kissen/Decken oder einem Sitzkeil. Wenn die Sitzfläche erhöht ist, benötigen Sie weniger Kraft für das Aufstehen.
- Im Badezimmer können Sie durch eine Toilettensitzerhöhung oder durch Haltegriffe das Aufstehen erleichtern. Eine Toilettenerhöhung ist auch eine Möglichkeit – aber nicht alle Betroffenen kommen damit und dem zu erledigenden Geschäft immer gut klar.
- Falls Sie einen Rollator benutzen, können Sie diesen vor sich hinstellen (mit festgestellter Bremse) und sich mit den Händen festhalten. Sollte der Rollator kippen, können Angehörige den Rollator festhalten und Sie haben dadurch eine gute Haltemöglichkeit zum Hochziehen.

Bitte bedenken Sie: In fortgeschrittenen Stadien kann es in Off-Phasen manchmal sehr schwierig sein, die Aufstehbewegung auszuführen. Besser gelingt es Ihnen, wenn die Medikamente wieder wirken. Das kann, nach der Tabletteneinnahme, bis zu 45 Minuten dauern. Häufiger Fehler im Alltag: Betroffene setzen sich auf ein Sofa oder in einen Sessel. Diese Möbelstücke sind in der Regel tiefer als die üblichen Stühle. Hinzu kommt, dass sie auch noch weich sind. Beides erschwert das Aufstehen erheblich. Wählen Sie daher besser eine andere Sitzgelegenheit.

Tipps für Angehörige Häufig »zerren« Angehörige die Betroffenen aus dem Stuhl und nicht selten fügen sie sich damit Rückenschmerzen zu. Die oft umständlichen Bewegungen (mit ungeeigneten Techniken) führen schnell zu Fehl- und Überbelastungen. Des Weiteren senkt dieser Umgang die Eigenaktivität der Betroffenen: Denn warum sollten sie sich anstrengen, wenn sie hochgezogen werden? Und, wie Sie ja schon gehört haben, freut sich der Parkinson sehr darüber, wenn der Betroffene möglichst wenig tut. Um mehr Bewegungsstabilität zu erreichen, können Sie einen Stuhl vor den Betroffenen stellen – mit der Rückenlehne hin zu ihm. Setzen Sie sich auf den Stuhl, damit genügend Gegengewicht da ist. Die Betroffenen können sich dann mit den Händen an der Rückenlehne festhalten und gut hochziehen.

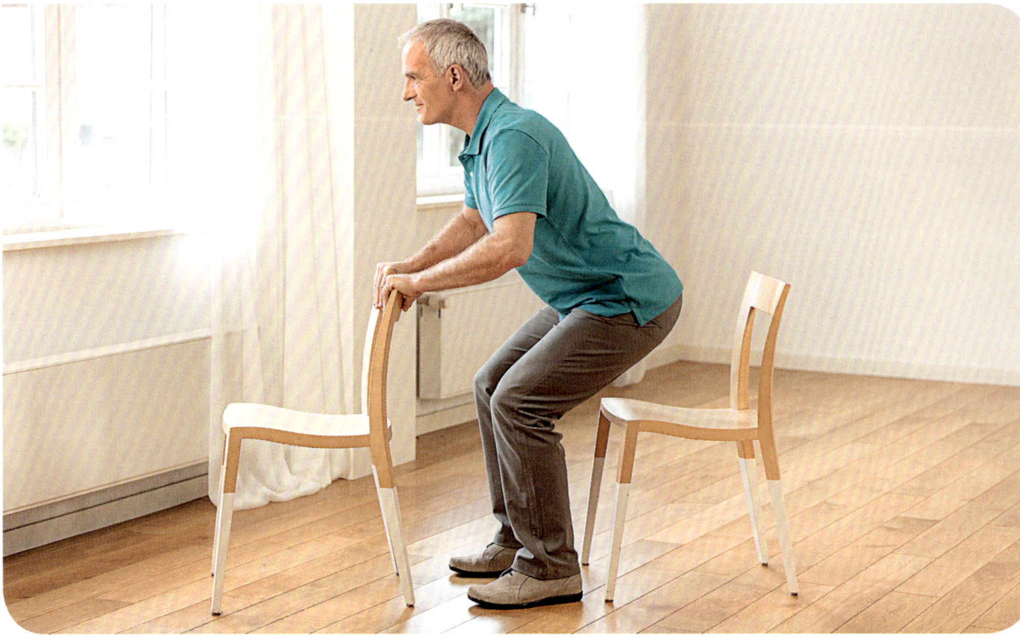

Wenn Sie das Gesäß nach hinten schieben, bleiben die Knie in Position. Bitte nicht nach vorn drücken.

Übung: Das Aufstehen vom Stuhl trainieren

Mit dieser kleinen Übung können Sie das Aufstehen vom Stuhl oder Hocker üben:

- Stellen Sie sich hinter einen Stuhl und halten Sie sich an der Rücklehne fest. Stellen Sie Ihre Füße (über hüftbreit) auseinander. Die Fußspitzen zeigen leicht nach außen. Hinter Ihnen steht ein Hocker.

- Beugen Sie langsam die Knie und schieben Sie das Gesäß nach hinten. Achten Sie darauf, dass Sie beim Absenken des Gesäßes die Knie nicht nach vorn schieben.

- Berühren Sie den Hocker ganz leicht mit dem Gesäß und drücken Sie sich dann langsam in die Ausgangsposition (aufrecht stehen) zurück.

- Beim Absenken atmen Sie ein und beim Hochkommen aus.

- Machen Sie 10–15 Wiederholungen. Nach einer Erholungspause (1–2 Minuten) wiederholen Sie die Serie 3–4-mal. Sowohl die Serien als auch die Anzahl der Wiederholungen können Sie steigern.

- Sollte der vordere Stuhl nicht schwer genug sein und verrutschen, könnte ein Angehöriger darauf Platz nehmen – oder Sie halten sich an einem unbeweglichen Objekt fest.

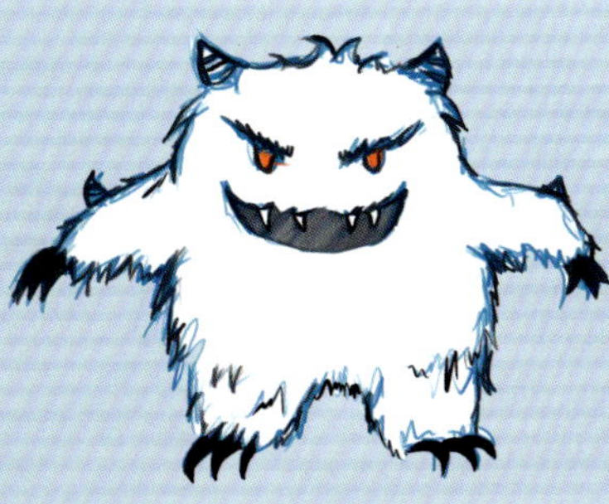

Tipps für Angehörige

Sehr häufig sind Angehörige geneigt, zu stark einzugreifen. Sie möchten die Bewegung erleichtern –aber das ist nicht nötig. Deshalb: Ziehen und zerren Sie die Betroffenen nicht aus dem Stuhl, dadurch bekommen nur Sie selbst Rückenschmerzen. Außerdem schränken Sie durch zu viel Hilfe die Eigenaktivität der Betroffenen ein – aber wie Sie ja schon gehört haben, freut sich der Parkinson sehr darüber, wenn der Betroffene möglichst wenig tut. Deshalb: Halten Sie sich besser zurück.
Falls all diese Möglichkeiten nicht funktionieren, können Sie einen Stuhl vor den Betroffenen stellen – mit der Rückenlehne hin zu ihm. Setzen Sie sich auf den Stuhl, damit genügend Gegengewicht vorhanden ist. Die Betroffenen können sich dann mit den Händen an der Rückenlehne festhalten und gut hochziehen.

Bett: Umdrehen und Ein- sowie Aussteigen

Das Thema Bett fordert die Betroffenen früher oder später besonders. Denn: Kraft und Beweglichkeit sind wichtig, um die typischen Bewegungen auf der Matratze durchführen zu können. Im Bett kommen noch zwei Faktoren erschwerend hinzu: Über Nacht lässt die Wirkung der Medikamente nach, was die Betroffenen steifer werden lässt. Außerdem haben sie im Bett nicht so viel Platz wie etwa in ihrer Übungsecke – was das Bewegen im Bett erschweren kann – und die Bewegungen sind kleinräumig und verlangsamt.

Die Techniken, die für Sie hilfreich sein können, sind nicht für jeden die gleichen. Die passende Vorgehensweise finden Sie am besten zusammen mit Ihrem Physio- oder Ergotherapeuten heraus. Dennoch gibt es Möglichkeiten, Ihnen die Bewegung zu erleichtern:

- Versuchen Sie, sich in Gedanken die Bewegung vor dem Bewegungsversuch vorzustellen.
- Benutzen Sie Bettwäsche und Kleidung aus gleitfähigem Material – das kann natürlich Seide sein … aber heute erfüllen viele synthetische Stoffe die gleiche Aufgabe. Dadurch verringern Sie den Widerstand deutlich. Gerade das Umdrehen sowie das Hin- und Herrutschen fällt Ihnen dadurch sehr viel leichter.
- Benutzen Sie eine leichte Bettdecke, damit Sie diese gut verschieben können.
- Ihre Matratze sollte nicht zu weich sein. Bewegungen fallen auf einer weichen Matratze deutlich schwerer als auf einer härteren.
- Falls Sie eine neue, härtere Matratze kaufen, lassen Sie sich die Option für ein paar

Nächte Probeliegen geben. Testen Sie, ob sich das Umdrehen darauf besser durchführen lässt. Selbstverständlich ist auch der Liegekomfort ein wichtiger Aspekt für einen Kauf.
- Kommen Sie mit diesen Strategien nicht weiter, ist ein Haltegriff (Aufrichter) über dem Bett eine Option. Gerade beim Umdrehen oder beim Verschieben des Oberkörpers ist so ein Griff sehr hilfreich.
- Eine weitere Möglichkeit wäre ein elektrisch verstellbares Bett (evtl. Kranken- oder Pflegebett). Damit haben Sie die Möglichkeit, das Kopfteil und die Höhe des Bettes zu verstellen.

In das Bett einsteigen

Um in das Bett einzusteigen, können Sie folgende Techniken versuchen:

Über die Seite:

- Setzen Sie sich auf das Bett.
- Lassen Sie sich seitlich ins Bett fallen.
- Fallen Sie dabei direkt auf die Schulter (stützen Sie sich nicht mit dem Arm ab). Am besten gelingt das, indem Sie die Arme vor der Brust verschränken.
- Versuchen Sie, durch den entstehenden Schwung die Beine mit ins Bett hineinzunehmen.

Über die Bauchlage:

- Sie gehen praktisch auf allen vieren ins Bett. Dann lassen Sie sich auf eine Seite fallen.

Über die Rückenlage:

- Ausgangslage: Setzen Sie sich schräg mit dem Rücken zum Kissen ins Bett. Lassen Sie sich mit Schwung zügig nach hinten fallen, ohne mit den Armen abzubremsen. Verschränken Sie am besten die Arme vor dem Brustkorb.
- Nutzen Sie den Schwung, um die Beine hoch ins Bett zu ziehen.
- Haben Sie ein elektrisch oder manuell verstellbares Kopfteil ist es sinnvoll, es beim Einsteigen nach unten zu stellen, sonst wird der Schwung zu früh abgebremst.

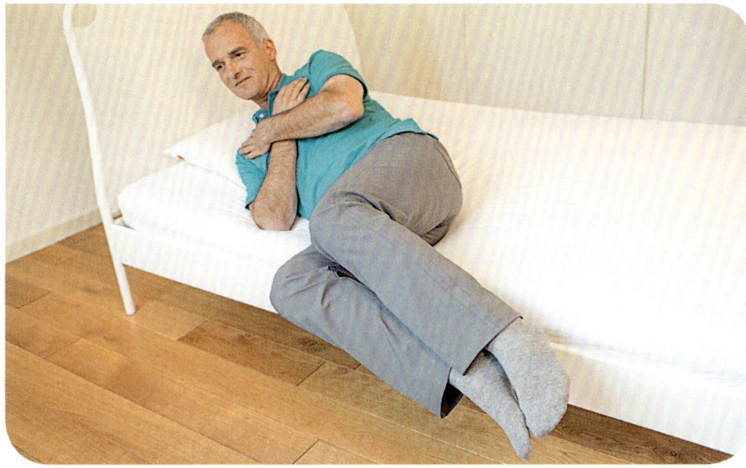

Seiteinstieg: Lassen Sie sich seitlich auf das Bett fallen. Nehmen Sie über den Schwung die Beine mit.

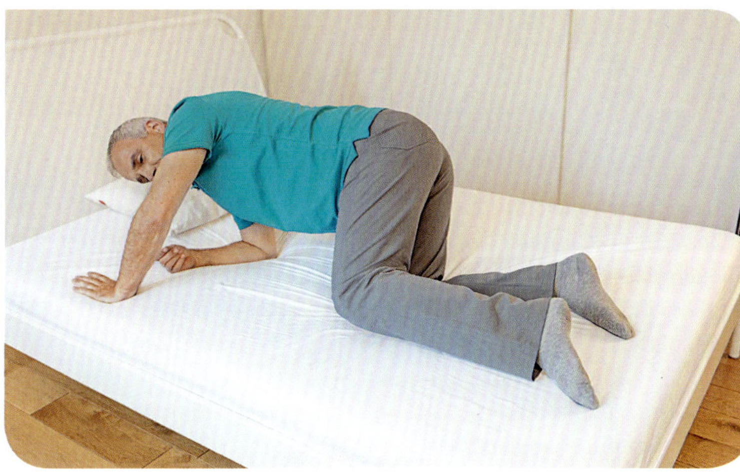

Baucheinstieg: Auf allen vieren gelangen Sie auf die Matratze und lassen sich seitlich fallen.

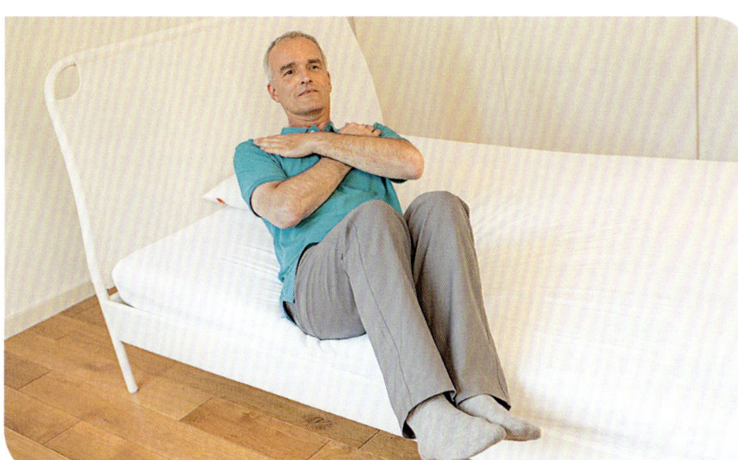

Rückeneinstieg: Sie sitzen schräg zum Kissen und lassen sich fallen. Der Schwung nimmt die Beine mit.

Aus dem Bett aussteigen

Diese Techniken unterstützen Sie dabei, aus dem Bett auszusteigen. Sie werden Ihre individuelle Technik finden! Beziehen Sie durchaus Ihre Angehörigen mit ein.

Rückenlage:

- Ausgangslage: Sie liegen auf dem Rücken und sind mit dem Gesäß und den Beinen in Richtung Bettkante gerückt. Wichtig ist an der Position: Ihre Beine können über die Bettkante schwingen.
- Winkeln Sie die Beine an und ziehen Sie sie weit hoch zur Brust. Strecken Sie sie explosionsartig und bringen Sie sie somit über den Bettrand.
- Gleichzeitig versucht Ihr Oberkörper, den Beinen in Richtung Bettkante zu folgen.

Seitlage:

- Ausgangstellung Seitenlage: Versuchen Sie, während Sie sich mit dem oben liegenden linken Arm abdrücken, gleichzeitig die gestreckten Beine aus dem Bett fallenzulassen.
- Der Schwung der Beine soll Ihnen helfen. besser hochzukommen.
- Wenn Sie ein elektrisch verstellbares Bett haben, können Sie das Kopfteil hochstellen – dann benötigen Sie nur noch wenig Weg und einen geringeren Kraftaufwand.

Bauchlage:

- Drehen Sie sich aus der Seitenlage auf den Bauch – in Richtung Bettkante.
- Lassen Sie die Beine über die Kante gleiten und landen Sie mit den Knien auf dem Boden.
- Stehen Sie auf.
- Wichtig: Testen Sie diese Variante zunächst in Anwesenheit einer weiteren Person. Denn Sie müssen ja aus dem Kniestand in die Aufrichtung kommen.

Weitere Tipps: Benötigen Sie noch etwas mehr Unterstützung, bringen Sie an einer nahen Wand (der Aufstehseite) eine Strickleiter, ein Haltegriff oder ein Seil an. Testen Sie diese Technik möglichst vorher, jemand von Ihren Lieben soll dann das Seil halten. Legen Sie das Hilfsmittel immer in greifbare Nähe zum Bett. Auch wenn Sie morgens nicht vom Liegen zum Sitzen kommen, können Sie sich am Seil oder an der Strickleiter hochziehen. Nutzen Sie außerdem immer, wenn vorhanden, ein elektrisch oder manuell verstellbares Kopfteil, dass Sie hochstellen, wenn Sie mit dem Oberkörper nicht alleine hochkommen.

Weitere Aufstehhilfe

Eine weitere Möglichkeit, besser aus dem Bett herauszukommen, wäre ein Bett-Aufstehhilfe-Griff, der an der Bettkante positioniert werden kann. Die Bett-Aufstehhilfe gibt Halt beim Aufstehen und hilft dem Benutzer dabei, sich aus dem Liegen aufzurichten.

Sie wird einfach unter die Matratze gelegt und ist sowohl für Betten als auch Liegen geeignet. Mit den mitgelieferten Bändern können Sie das Hilfsmittel unter der Matratze sicher am Bettrahmen befestigen. Sie müssen also keine Schrauben anbringen. Die Vorrichtung können Sie in einem Sanitätshaus oder auch online erwerben.

Im Bett umdrehen

Das Schwierigste für Parkinson-Erkrankte ist meist das Drehen von der Rücken- in die Seitenlage. Von der Seite auf den Rücken zu kommen, ist hingegen meist eher weniger problematisch. Versuchen Sie einmal diese Technik:

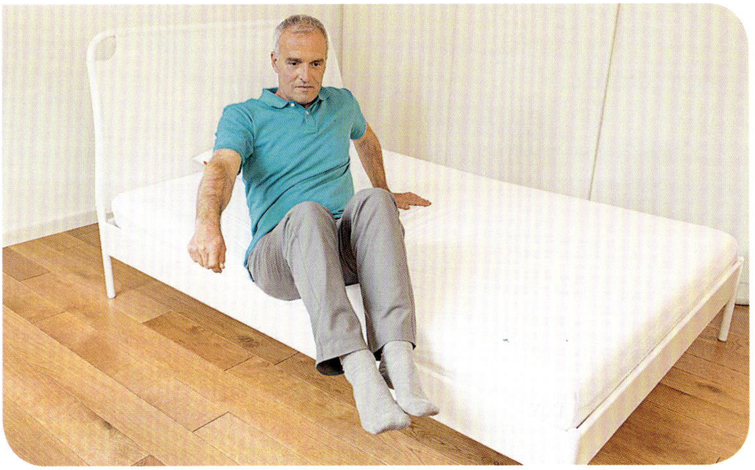

Rückenlage: Strecken Sie die Beine explosionsartig und nehmen Sie den Schwung, um sich aufzurichten.

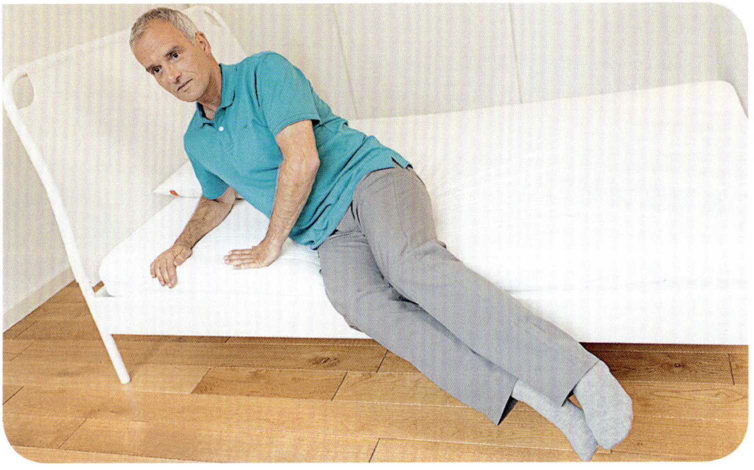

Seitlage: Stützen Sie sich mit einem Arm ab und lassen Sie gleichzeitig die gestreckten Beine aus dem Bett fallen.

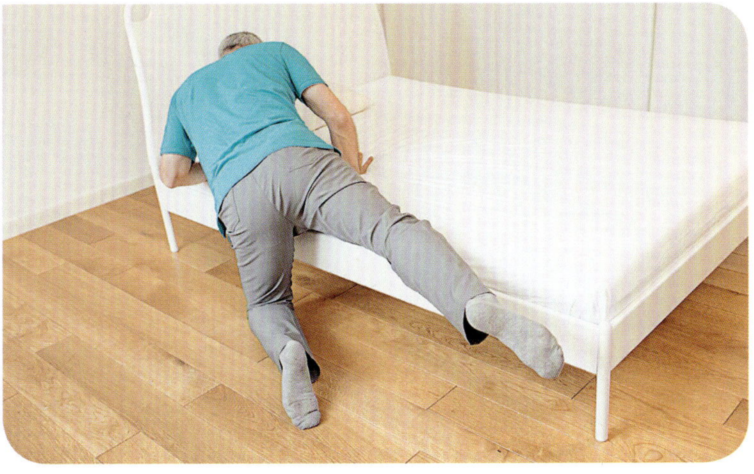

Bauchlage: Schieben Sie die Beine aus dem Bett und landen Sie auf den Knien.

- Die Ausgangsposition ist die Rückenlage. Die Annahme ist, Sie möchten sich nach rechts drehen.
- Rutschen Sie auf die linke Seite Ihres Bettes. Wichtig ist es, zunächst die Decke von der Seite wegzunehmen, zu der Sie sich drehen (damit Sie sich nicht einwickeln).
- Stellen Sie die Beine an und legen Sie beide Arme gestreckt, im 90-Grad-Winkel neben den Körper.
- Wenn Sie nun nach rechts drehen, versuchen Sie, mit viel Kraft und einer großen Bewegung die linke Hand zur rechten Hand zu bewegen. Stellen Sie sich vor, Sie möchten klatschen. Der rechte Arm bleibt aber liegen.
- Mit dem Arm drehen Sie gleichzeitig die Beine, den Rumpf und den Kopf nach rechts.
- Sie können, nun auf der Seite liegend, sich mit der Decke wieder zudecken. Wenn Sie sich statt nach rechts nach links drehen möchten, gehen Sie genauso vor – nur andersherum.

Entscheidend ist die Tagesform: Diese Techniken zeigen oft gute Erfolge. Gleichwohl gibt es mehrere Möglichkeiten, den Lagewechsel zu managen. Bedenken Sie immer:

Tipps für Angehörige

Lassen Sie Ihre Partner alleine ausprobieren. Funktioniert die Arbeit nicht direkt, unterstützen Sie zunächst verbal. Reicht das nicht, dann unterstützen Sie so wenig wie nötig. Denken Sie immer daran, jede Bewegung des Erkrankten ärgert das Parkinson-Ungeheuer. Sind Sie unsicher und wissen nicht genau, wie Sie es machen sollen, lassen Sie sich vom Physio-oder Ergotherapeuten beraten.

Tagsüber wirken die Medikamente besser als nachts – und das Drehen gelingt dadurch besser. Manche Therapeuten üben mit den Betroffenen Techniken, die nachts häufig nicht funktionieren. Beharren Sie deshalb darauf: Sie setzen die Technik ein, die für Sie am einfachsten umzusetzen ist! Viele Betroffene brauchen nachts ihre Partner, die Ihnen beim Umdrehen mit Ziehen und Drücken helfen. Das sollte Sie motivieren: Finden Sie eine Technik, mit der Sie ohne Hilfe (oder mit weniger Hilfe) arbeiten können, schlafen alle Beteiligten besser.

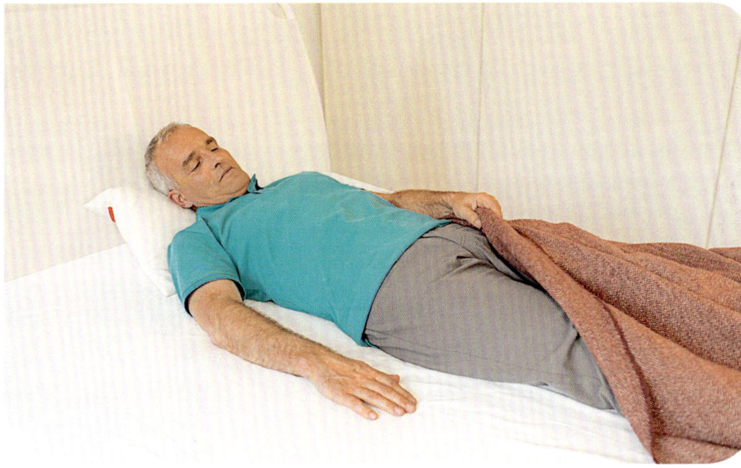

Schritt 1: Nehmen Sie vorher unbedingt die Decke weg von der Seite, auf die Sie sich drehen werden.

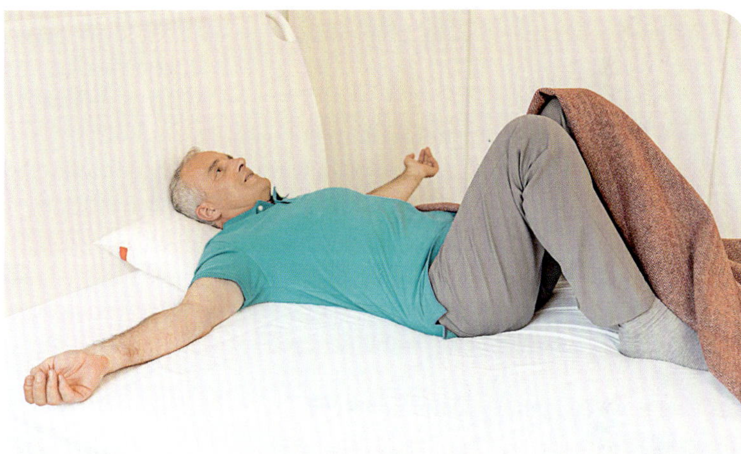

Schritt 2: Stellen Sie die Beine an und legen Sie beide Arme gestreckt und im 90-Grad-Winkel neben den Körper.

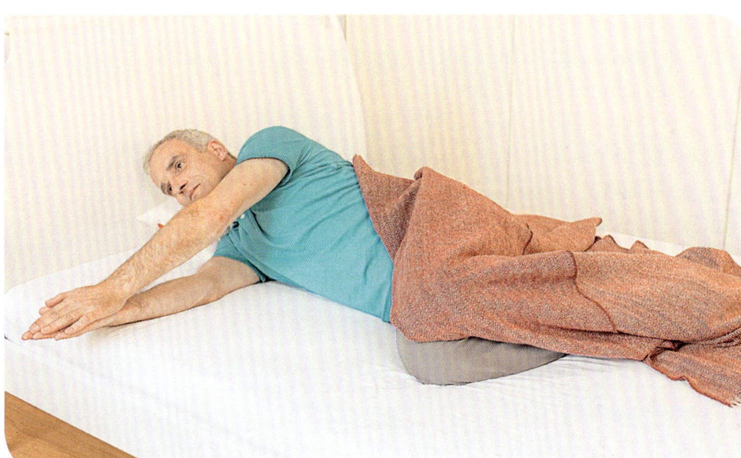

Schritt 3: Mit dem Arm drehen Sie gleichzeitig die Beine, den Rumpf und den Kopf nach rechts.

Übung 1: Drehen und Wenden verbessern

Wenn Sie sich nicht auf Ihre Geistesgegenwart nächtens allein verlassen möchten, dann arbeiten Sie doch auch tagsüber daran, Ihre Beweglichkeit in dieser Sache zu erhalten:

- Ausgangstellung Rückenlage: Winkeln Sie die Beine an und drücken Sie die Knie zusammen.

- Legen Sie die Arme im 90-Grad-Winkel neben dem Körper ab – die Handflächen zeigen nach oben.

- Lassen Sie die Knie zu beiden Seiten im Wechsel langsam sinken. Gegengleich bewegen Sie den Kopf in die andere Richtung.

Variante:
- Wenn Sie die Intensität steigern möchten, können Sie die Arme strecken und – gegenläufig zu den Beinen – langsam hin- und herbewegen. Bewegen Sie dann den Kopf mit den Armen.

- Machen Sie die Übungen zunächst langsam und groß. Versuchen Sie dann, die Geschwindigkeit zu erhöhen.

- Üben Sie ungefähr eine Minute lang, machen eine kurze Pause, um dann erneut zu drehen.

- Versuchen Sie auch die Bauchmuskelübungen, Vorschläge finden Sie unter »Übungen für zu Hause« (Seite 30).

Übung 2: Gesäß anheben

Fordern Sie Ihre gesamte Rumpfmuskulatur – eigentlich fast die des gesamten Körpers:

- Ausgangsstellung: In Rückenlage winkeln Sie beide Beine an. Die Arme legen Sie gestreckt neben sich.

- Versuchen Sie, langsam das Gesäß zu heben und den Rumpf Wirbel für Wirbel abzuheben.

- Sobald Sie maximal hochgehoben haben, senken Sie den Rumpf – wieder Wirbel für Wirbel –, bis das Gesäß wieder aufliegt.

- Wiederholen Sie das 10–15-mal. Fügen Sie nach einer kleinen Pause noch 2–3 Sätze hinzu.

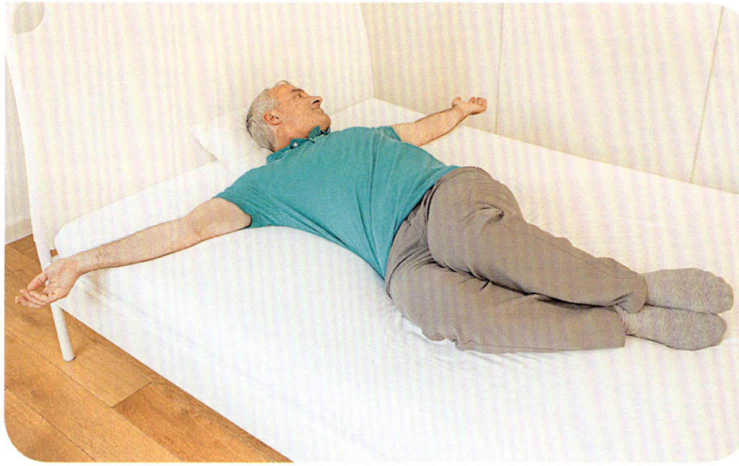

Beine anwinkeln, Knie zusammendrücken. Arme liegen im 90-Grad-Winkel. Nun Kopf und Beine gegenläufig bewegen.

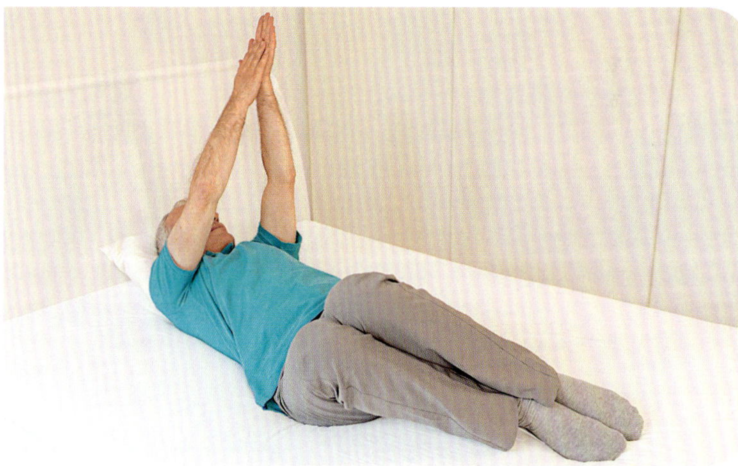

Intensiver: Arme strecken und gegenläufig zu den Beinen hin- und herbewegen.

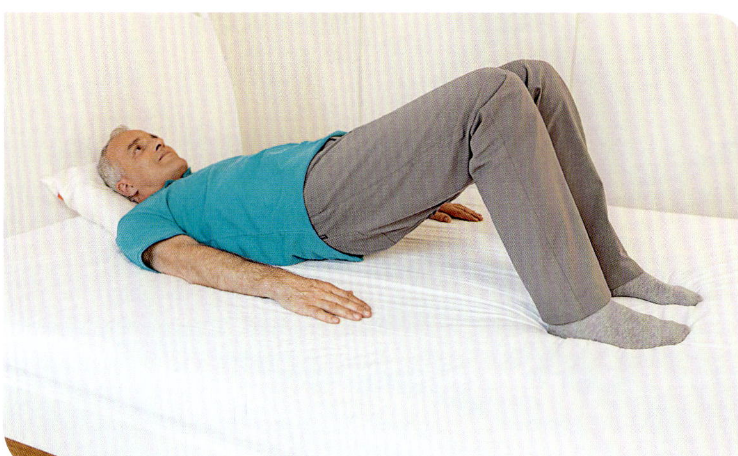

Genießen Sie die Bewegung: Wirbel für Wirbel stemmen Sie sich aus eigener Kraft aus der Rückenlage hoch.

Sturzrisiko und Stürze

Schützen Sie sich davor, zu stürzen. Erfahren Sie, was Sie alles unternehmen können, um sich selbst und Ihre Umwelt ein Stückchen sicherer und stabiler zu machen.

Bei der Parkinson-Erkrankung sind Stürze ein häufiges Ereignis – vor allem in den fortgeschrittenen Krankheitsstadien. Neben den direkten Sturzfolgen (Verletzungen inklusive Knochenbrüche) können die Stürze weiter reichen – was die Lebensqualität angeht. Denn ein Sturz ruft oft Angst hervor.

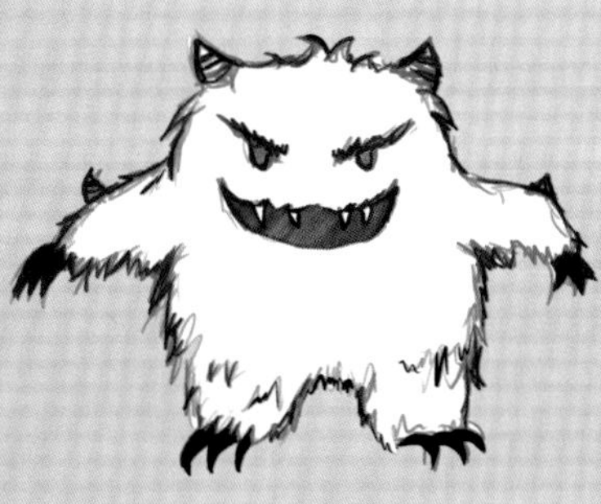

Nur Mut

Betroffene ziehen sich nach Sturzerfahrung zurück und werden inaktiver. Und das freut das Parkinsonmonster.

Häufigste Verletzungen durch Stürze bei fortgeschrittenem Parkinson-Syndrom betreffen Hüfte, Becken, Rumpfskelett, Hand, Arm und Schulter. Etwa jeder dritte gesunde Mensch ab einem Alter von 65 Jahren stürzt mindestens einmal pro Jahr. Bei Parkinson-Betroffenen kommen die durch die Krankheit bedingten Sturzrisiken noch hinzu.

Was führt zum Sturz?

Stürzen ist bei der Parkinson-Erkrankung ein multifaktorielles Geschehen – also eines, das verschiedene Faktoren hat. Das heißt: Das Zusammenwirken mehrerer Faktoren verursacht ein erhöhtes Risiko zu stürzen. Die meisten Stürze der Betroffenen geschehen im häuslichen Bereich, beim Drehen, Aufstehen, Vorbeugen oder der gleichzeitigen Ausführung von zwei Aufgaben.

Zu den Sturzfaktoren gehören solche, die von innen kommen (intrinsische Faktoren), und solche, die von außen kommen. Zu den intrinsischen gehören z. B.:

- Störung der Gleichgewichtsreaktionen
- motorischen Blockaden (Freezing)
- Muskelschwächen
- reduzierte Sehfähigkeit
- Störung des Gangbildes
- geringere Aufmerksamkeit
- Beeinträchtigungen beim Durchführen zweier oder mehrerer Aufgaben gleichzeitig (Dual-Task/Multitasking)
- Demenz
- Schlafstörungen
- orthostatische Blutdruck-Dysregulationen
- hohes Alter
- Überbewegungen (Hyperkinesen)
- Schwindel/Benommenheitsgefühl
- sogenannte iatrogene Risikofaktoren, z. B. die Einnahme bestimmter Medikamente (Psychopharmaka, Antidepressiva, Neuroleptika oder Benzodiazepine, Schlafmittel), sowie die gleichzeitige Einnahme von vier und mehr verschiedenen Medikamenten.

Zu den von außen herbeigeführten (extrinsischen) Sturzrisikofaktoren zählen etwa:

- Stolperfallen (z. B. Brücken, Teppiche)
- schlechte Beleuchtung
- lockeres Schuhwerk (wie Badelatschen oder zu locker gebundene Schuhe) und ein rutschiger Untergrund (Beispiel: fehlende Rutschmatten im Bad)

Wie können Sie Stürze vermeiden?

Wichtig ist, genau hinzuschauen, was den Sturz verursacht hat. Das machen Sie am besten mit Ihrem Physiotherapeuten. Denn wenn Sie die verschiedenen Faktoren, die das Stürzen begünstigen, kennen, können Sie beginnen, diesen Faktoren mit spezifischen therapeutischen Maßnahmen zu begegnen und die äußeren Bedingungen genauer unter die Lupe zu nehmen. Ein Werkzeug dazu ist das sogenannte Sturztagebuch. Indem Sie zusammen mit Ihren Angehörigen die Fragen beantworten, kann Ihr Therapeut erkennen, wo die Sturzursachen liegen.

Stürze vermeiden, äußere Einflüsse verändern

Durchsuchen Sie doch einmal Ihre Umwelt nach Hindernissen, die Sie vielleicht straucheln lassen:

- Verbessern Sie die Beleuchtungsverhältnisse: Je dunkler es ist, desto schwieriger ist es, die Balance zu halten. Sorgen Sie deshalb für ausreichende Beleuchtung. Vor allem in der Nacht können Bewegungsmelder oder ein Nachtlicht sehr hilfreich sein. Besonders der Weg vom Schlafzimmer zur Toilette ist sicher bei den meisten Betroffenen ein Thema.

Sturztagebuch

Wo sind Sie gestürzt?	**Datum/Uhrzeit**
Wo sind Sie beinahe gestürzt?	
Was taten Sie gerade oder wollten Sie tun?	
Haben blockierende oder festklebende Beine Sie zum Stürzen gebracht?	
Wurde Ihnen schwarz vor Augen?	
War Ihnen schwindelig?	
Sind sie nach vorn, zur Seite oder nach hinten gefallen?	
Welche Verletzungen sind entstanden?	
Sind Sie gestolpert?	
Konnten Sie alleine wieder aufstehen?	
Andere Gründe, die zum Sturz geführt haben	
War es dunkel?	

- Entfernen Sie Stolperfallen: Immer wieder berichten Betroffene vom Stolpern z. B. über einen Teppich.
  - Bitte entfernen Sie lose Teppiche und Brücken: Eine Untersuchung hat gezeigt, dass sich so 65 Prozent der Stürze vermeiden lassen. Alternativ können Sie losen Teppich festkleben – aber besser wäre es, alles zu entfernen.
  - Weitere Stolperfallen sind herumliegende Gegenstände oder Kabel. Bitte entfernen Sie alles, was zum Stolpern führen könnte.
- Bitte achten Sie auch auf zu lange Hosenbeine: Es kommt vor, dass eine eigentlich passende Hose nach unten rutscht und dadurch zur Stolperfalle wird. Empfehlung: Tragen Sie Hosenträger oder einen passenden Gürtel, der nicht zu locker sitzt.
- Tragen Sie festes Schuhwerk: Hauspantoffeln und Sandalen, die hinten offen sind, oder gar Badelatschen sind ein erhebliches Risiko. Manche Betroffene argumentieren, dass die Füße geschwollen sind oder sie die Schuhe nicht binden können. Aber: Es gibt Schuhe mit Klettverschlüssen und auch Sandalen, die hinten über einen Riemen geschlossen sind. Falls es Hauspantoffeln sein müssen, gibt es diese auch als geschlossene Variante (z. B. mit Reiß- oder Klettverschluss). Bei unsicherem Gehen gleichzeitig offene Latschen mit den Zehen festhalten zu müssen, ist ein Sturzfaktor, den Sie nicht unterschätzen sollten. Grundsätzlich sind glatte Ledersohlen (kein Gummi, wenig Profil) bei den anderen Schuhen zu empfehlen.

Stürze vermeiden, Raum anpassen

Das Günstigste wäre, wenn Sie Ihrem Therapeuten eine Begehung vor Ort einrichten könnten. Mit seinem geübten Blick wird er Ihnen hilfreiche Tipps geben können. Darüber hinaus können Ihnen die folgenden Tipps in einem ersten Schritt helfen.

Bad/Toilette:

- Benutzen Sie, wenn möglich, eine Toilettenerhöhung und bringen Sie Handgriffe an. Eventuell kann Ihr Arzt Ihnen dieses Hilfsmittel verordnen.
- Wenn Sie die Badewanne nutzen, arbeiten Sie mit einem Badebrett und Haltegriff oder einem Badewannenhalter, eventuell -lifter.
- Wenn Sie bevorzugt duschen, richten Sie eine ebenerdige Dusche mit wandfixiertem Sitz und Haltegriff ein.
- Legen Sie rutschfeste Matten in und an der Dusche oder Badewanne aus. Mit einer Klemmstange können Sie ohne bautechnischen Aufwand schnell eine Haltemöglichkeit schaffen.

Aufgänge und Treppen:

- Bringen Sie Geländer beidseits an den Treppen an.
- Bringen Sie Markierungsstreifen an Treppen an. Sie sind im Bauhandel erhältlich.

Sonstige Wohnbereiche:

- Nutzen Sie höhere Sitzmöbel mit Armlehnen.
- Legen Sie häufig benutzte Gegenstände in Griffhöhe.
- Polstern Sie alle Kanten.
- Bringen Sie Markierungsstreifen an nicht entfernbaren Türschwellen an.

Stürze vermeiden durch geeignetes Verhalten

- Reduzieren Sie Hektik und Stress grundsätzlich.

- Steigen Sie nicht auf Hocker oder Leitern und führen Sie manuelle Tätigkeiten lieber im Sitzen aus.
- Halten Sie sich beim Treppengehen mit beiden Händen am Geländer fest.
- Gehen Sie nicht im Wechselschritt, sondern stellen Sie beide Beine immer auf eine Stufe.

Stürze vermeiden, innere Einflüsse beachten

Sind Sie recht unsicher beim Gehen und haben Sie ein stark beeinträchtigtes Gleichgewicht, sollte sich Ihr Physiotherapeut das genauer anschauen. Falls ein Geh- und Gleichgewichtstraining nicht hilft, sollten Sie sich eines Hilfsmittels bedienen (am ehesten ein Rollator), siehe auch »Beeinträchtigungen des Gehens« (Seite 72). Stöcke oder ein Stock können bei Betroffenen das Stürzen verhindern, aber nur, wenn nur ein leichtes Sturzrisiko vorhanden ist. Darüber hinaus können Sie beachten:

- Benutzen Sie eine Greifzange, wenn Sie beim Bücken gefährdet sind.
- Stürzen Sie aufgrund einer motorischen Blockade, lesen Sie dazu auch »Motorische Blockaden (Freezing)« (Seite 76), kontaktieren Sie Ihren Therapeuten und Ihren Neurologen.
- Vermeiden Sie Doppelaufgaben, mehr dazu unter »Konzentrieren Sie sich auf eine Sache, vermeiden Sie Dual-Tasking« (Seite 62).
- Schaffen Sie sich z. B. einen Servierwagen an, statt Ihr komplettes Essgeschirr ständig von der Küche ins Wohnzimmer zu tragen. Noch sicherer wäre es, das Geschirr auf der Rollatorsitzfläche abzustellen und es damit zu befördern.
- Haben Sie Blutdruckabfälle, sprechen Sie mit dem Neurologen. Er sollte die blutdrucksenkenden Medikamente überprüfen. Gefährliche Momente sind immer die Lagewechsel vom Liegen zum Sitzen und vom Sitzen zum Stehen. Eine entscheidende Phase sind auch die 30–60 Minuten nach der Nahrungsaufnahme. Folgende Maßnahmen sind zu empfehlen:
  - Trinken Sie zwei Liter Flüssigkeit täglich (ganz besonders an heißen Tagen).
  - Nehmen Sie keine schweren Mahlzeiten ein.
  - Verzichten Sie auf Alkohol (das führt zu Gefäßerweiterung und damit zu einem schlechteren Blutdruck)
  - Nehmen Sie keine heißen Bäder.
  - Vermeiden Sie anstrengende körperliche Arbeiten.
  - Tragen Sie Stützstrümpfe.
  - Kreuzen Sie bei längerem Stehen die Beine oder stellen Sie ein Bein auf einen Schemel.
  - Erhöhen Sie das Kopfteil nachts um 20 Prozent.

Finanzielle Unterstützung: Eine begrenzte Summe Geld für eine Wohnraumanpassung können Sie unter bestimmten Umständen von der Pflegekasse bekommen. Wenn z. B. Treppen eine Sturzgefahr darstellen (z. B. Schlafraum im zweiten Stock), wäre ein Treppenlifter eine Option. Wenn es die räumlichen Gegebenheiten zulassen, wäre die Lösung vielleicht, die Schlafgelegenheit in das Erdgeschoss zu verlagern.

Sind die sturzvermeidenden Maßnahmen nicht ausreichend für Sie, sollten Sie die Verletzungsgefahr mindern, indem Sie Protektoren an Hüfte, Knie und Ellbogen sowie einen Helm tragen. Ein weiteres Hilfsmittel ist eine Rufhilfe. Erkundigen Sie sich z. B. bei Verbänden wie dem Roten Kreuz oder bei den Maltesern. Mit einer Rufhilfe können Sie im

Falle eines Sturzes einen Alarmknopf betätigen, um Hilfe über eine zentrale Leitstelle anzufordern.

Keine Lust auf Hilfsmittel? Oft lehnen Betroffene Hilfsmittel wie Stöcke, Stock oder Rollatoren sowie Protektoren ab. Aber: Die Erfahrungen zeigen, dass damit in vielen Fällen Stürze vermieden oder die Verletzungsgefahr reduziert werden kann. Oft laufen Betroffene auch ohne Hilfsmittel los, einfach weil sie es vergessen. Hier sind wieder die Angehörigen gefragt, die dazu ermutigen sollten, technische Hilfsmittel anzuschaffen und sie auch zu nutzen.

Gehhilfsmittel

Bei Sturzgefahr sind Stöcke oder Rollatoren eine unverzichtbare Möglichkeit für Sie, das Stürzen zu verhindern. Gehhilfsmittel können Sie auch als Geherleichterung und als körperaufrichtende Unterstützung einsetzen, mehr dazu unter »Beeinträchtigungen des Gehens« (Seite 69), allgemeine Körperhaltung sowie »Motorische Blockaden (Freezing)« (Seite 76)). Wenn Sie das Stürzen damit verhindern, bleibt Ihre Selbstständigkeit durch furchtloses Gehen erhalten. Welches das geeignete Hilfsmittel ist, sollten Sie testen. Ihr Physiotherapeut muss entscheiden, ob ein Stock oder zwei Stöcke für Sie geeignet sind. Scheiden Stöcke als Sturzprävention aus, ist ein Rollator sicherlich das Mittel der Wahl.

Andererseits sollten Sie berücksichtigen, dass das Gehen mit einem Hilfsmittel womöglich komplexer und schwieriger wird. Denn durch die Hilfsmittel wird das Gehen zu einer kontinuierlichen Doppelaufgabe. Darüber hinaus können schlecht angepasste Hilfsmittel die Haltung und die Gehsicherheit negativ beeinflussen. Zudem: Haben Sie schwere Gleichgewichts-und Gehschwierigkeiten, und besteht trotz des Gehhilfsmittels eine große Sturzgefahr, sollten Sie darüber nachdenken, einen Rollstuhl zu benutzen.

Sehr zu empfehlen sind auch Stöcke mit anatomisch geformten Handgriffen – sie sind angenehm festzuhalten und sie schonen die Handgelenke. Bitte beachten Sie:

- Lassen Sie sich die Stockhöhe bitte durch Ihren Physiotherapeuten einstellen.
- Bitte setzen Sie die Stöcke nicht zu nah am Fuß auf, damit Sie nicht darüber stolpern.
- Falls Sie mit nur einem Stock gehen, gibt es eine Seite, die besser geeignet ist. Testen Sie das mit Ihrem Therapeuten aus.
- Alternativ können Sie, um Stürze zu vermeiden, auch Walking-Stöcke nutzen. Einige Betroffene fühlen sich mit dieser sportlichen Variante eher in der Lage, unter die Mitmenschen zu gehen.

Tipps zum Stockgebrauch

Oft tragen die Betroffenen die Stöcke spazieren oder stellen sich damit ein Bein. Wenn Ihre Aufmerksamkeit und die Koordination nicht ausreichend sind, trägt ein Stock sicherlich nicht zur Sturzreduktion bei. Hin und wieder nutzen Betroffene einfach Stöcke von Angehörigen oder im Haus vorhandene Stöcke. Aber diese Stöcke haben meist nicht die richtige Höhe oder es handelt sich manchmal um Unterarmgehstützen, die von einem vergangenen chirurgischen Eingriff übrig geblieben sind. Unterarmgehstützen sind auf Dauer sehr belastend für die Handgelenke und ebenfalls nicht geeignet.

Hilfsmittel Rollator

Diana Zucker ist Physiotherapeutin und arbeitet seit 1997 in der Parkinson-Klinik Ortenau. Sie ist davon überzeugt, dass Hilfsmittel (z. B. ein Rollator) vielfach die Selbstständigkeit fördern.

Einen Rollator zu nutzen kann Sie in verschiedenen Situationen wirklich weiterbringen. Über den Einsatz bei Haltung und Freezing haben Sie bereits in den Kapiteln »Beeinträchtigungen des Gehens« (Seite 72) und »Motorische Blockaden (Freezing)« (Seite 76) gelesen. Am häufigsten wird der Rollator bei Gleichgewichtsstörungen und Gehschwierigkeiten benötigt und eingesetzt. Wichtig ist, dass Ihnen klar ist, dass der Einsatz eines Rollators in Ihrem Fall vielleicht wichtig ist, um Ihre Selbstständigkeit zu erhalten. Durch diesen positiven Gedanken können sich viele Betroffene auf ein Hilfsmittel einlassen. Wenn Sie sich für einen Rollator entscheiden, achten Sie darauf, dass er an Ihren Körper und an Ihre Bedürfnisse angepasst ist. Zudem ist es mit dem Rollator wie mit einem neuen Auto – Sie müssen wissen, wie Sie ihn richtig handhaben. Beziehen Sie durchaus auch die Angehörigen in die technische Einweisung ein!

Bitte beachten Sie: Gelegentlich wird ein Rollator auch als Sitz genutzt. Das sollte jedoch die Ausnahme sein – da auch hier die Gefahr des Stürzens groß sein kann, wenn der Betroffene vergisst, die Bremsen festzustellen. Machen Sie sich immer wieder den korrekten Umgang mit dem Rollator bewusst.

Fehler bei der Einstellung der Höhe

Einstellung zu tief Auf dem oberen Bild sehen Sie, wie der Oberkörper und somit der Körperschwerpunkt zu sehr nach vorn gebracht ist. Die Gefahr ist dann, den Bewegungsablauf des Gehens nicht mehr stoppen zu können, da der Schub zu sehr nach vorn kommt. Das könnte zu einem Sturz führen.

Einstellung zu hoch Häufig sind auch die Griffe, wie auf dem Bild zu sehen, sehr hoch. Die Betroffenen glauben oft, dass sie dadurch die Haltung verbessern können – leider ist das nicht der Fall. Im Gegenteil: Meist ziehen die Betroffenen die Schultern hoch und das kann zu Verspannungen im Schulter-Nacken-Bereich führen.

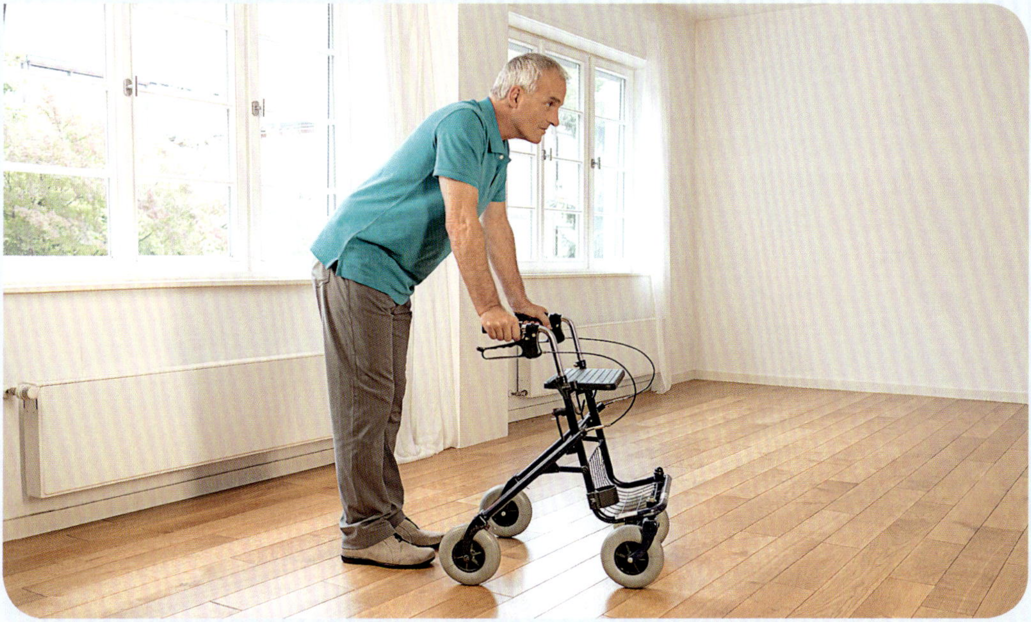

⬆ Rollator zu tief: Liegt der Körperschwerpunkt zu weit vorn, kann das Gehen nicht gestoppt werden und zu Stürzen führen.

⬇ Rollator zu hoch: Sind die Griffe zu hoch, ziehen viele die Schultern hoch und das kann den Schulter-Nacken-Bereich verspannen.

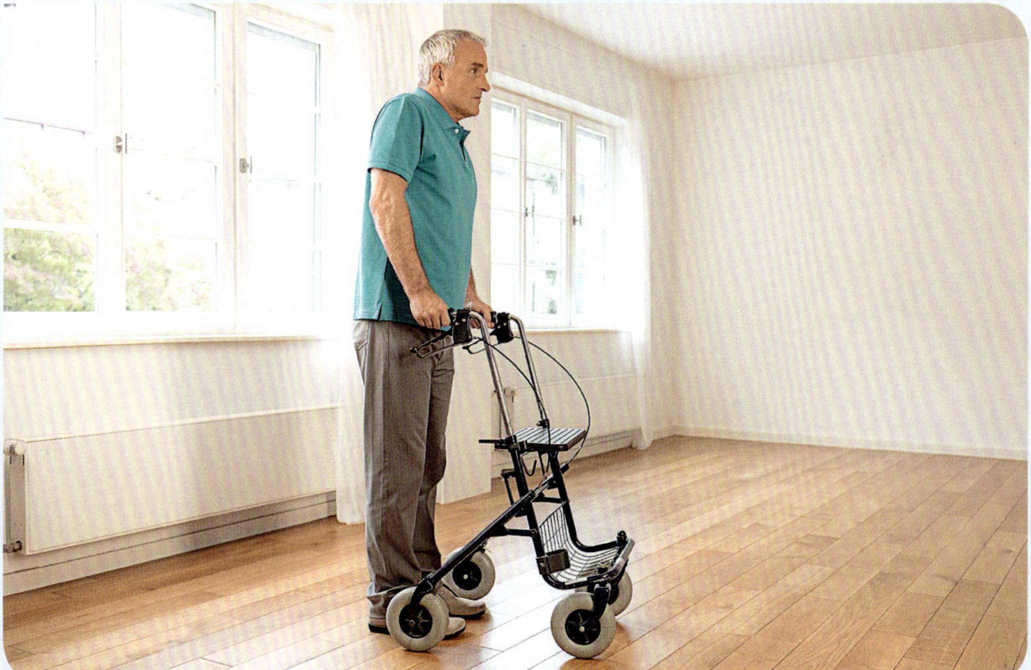

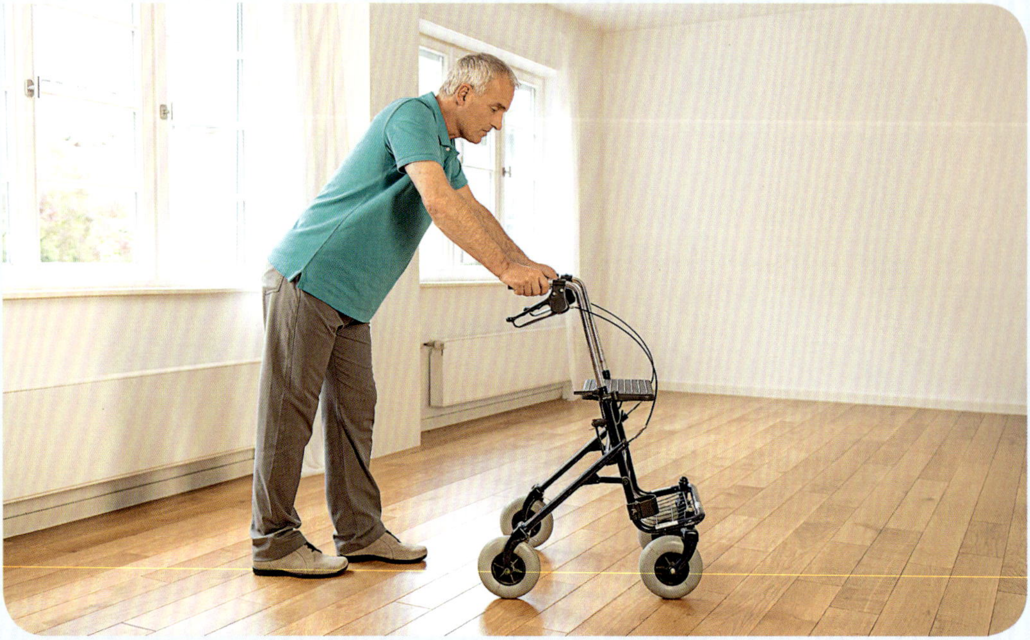

▲ Falsche Position: Stehen Betroffene zu weit vorn, liegt der Schwerpunkt auf den Vorfüßen und der Rollator befindet sich zu weit vorn.

▼ Die optimale Position: Die Arme sind leicht gebeugt, die Füße stehen möglichst parallel zu den Rädern.

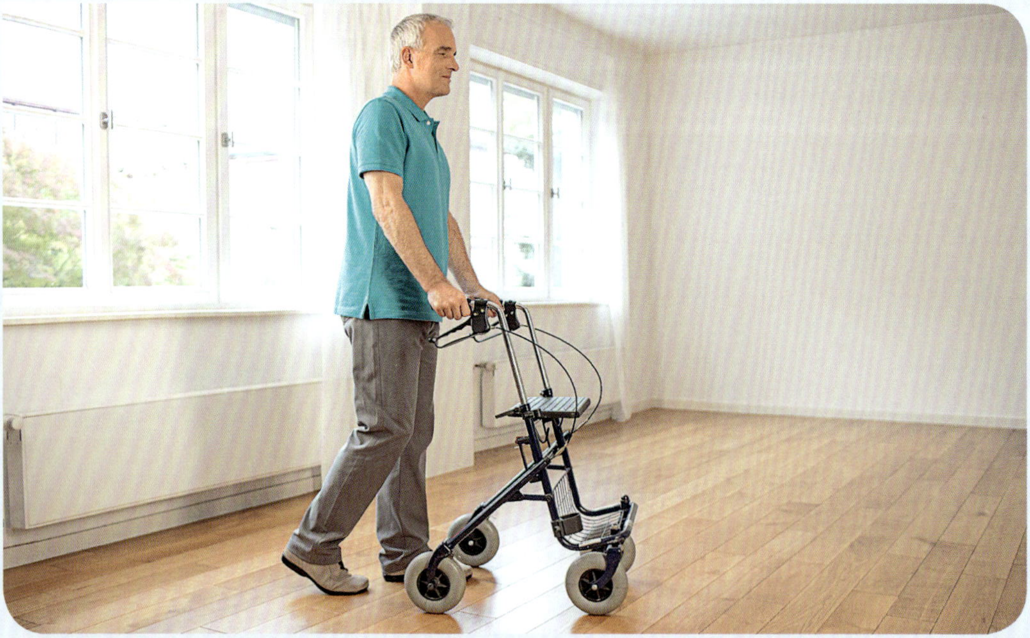

Fehler beim Positionieren des Rollators

Viele Betroffene bringen beim Starten den Oberkörper zu sehr nach vorn und verlagern den Schwerpunkt dadurch auf die Vorfüße. Dadurch schieben sie den Rollator zu weit nach vorn und können das Hilfsmittel so nicht zum Stützen und Aufrichten nutzen.

Die optimale Rollatoreinstellung

Die Arme sind leicht gebeugt, die Ellbogen sollten Sie nie ganz durchstrecken. Der Betroffene sollte mit den Füßen, wenn möglich, parallel zu den Rädern stehen, sodass die Hände gut an die Griffe kommen – ohne den Oberkörper nach vorn strecken zu müssen.

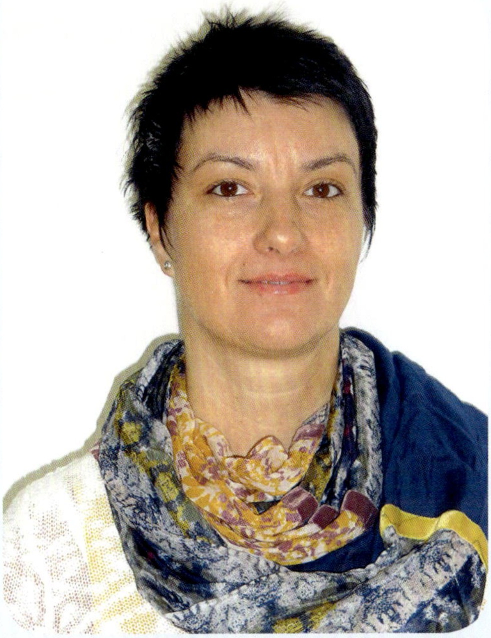

▲ Diana Zucker

Mit dem Rollator richtig umgehen

1. Ihre Füße sollten nach Möglichkeit parallel zwischen den Rädern bleiben, so können Sie sich immer selbst korrigieren.
2. Bringen Sie den Oberkörper über die Hände und Arme in eine möglichst aufrechte Position.
3. Beim Losgehen ist es wichtig, dass Sie den Rollator gleichzeitig mit dem ersten Schritt nach vorn bewegen.
4. Beim Drehen auf der Stelle sollten Sie darauf achten, dass sich die Füße parallel zu den Rädern bewegen, und zwar, indem Sie das Gewicht von einem Bein auf das andere verlagern. Dadurch ist immer ein Fuß frei und kann wieder in Drehrichtung aufgesetzt werden. Um sich die Bewegung bewusst zu machen, können Sie sich Folgendes vorstellen: Die Füße sind die Zeiger, die sich immer um ein Viertel weiterbewegen. Erst der eine, dann folgt der andere Fuß. Beachten Sie auf jeden Fall, dass Sie den Rollator gleichzeitig mit den Füßen drehen.
5. Wenn genug Platz vorhanden ist, ist es immer ratsamer, einen Bogen zu gehen, statt auf der Stelle zu drehen.

Beispiel: Auf einen Stuhl setzen

Die Kombination aus 4.und 5. ergibt sich beim Setzen auf einen Stuhl: Wenn der Stuhl frei steht, sollten Sie mit dem Rollator – von der Seite kommend – bis dicht vor den Stuhl gehen. Dann auf der Stelle drehen, sodass die Beinrückseite am Stuhl anstößt. Ganz wichtig ist, dass Sie die Bremse feststellen, bevor Sie die Hände nach hinten an den Stuhl nehmen, um sich dann langsam zu setzen.

Danksagung

Ich möchte mich bei einigen Menschen an dieser Stelle recht herzlich bedanken. Ein Buch mit diesem sehr spezialisierten Inhalt alleine zu schreiben, empfand ich als eine sehr große Herausforderung. Ohne die unten genannten Personen wäre es mir erheblich schwerer gefallen, das Projekt umzusetzen.

Für die fachlichen und praktischen Ratschläge danke ich dem bekannten Parkinson-Experten und vielfachen Buchautor Professor Dr. Wolfgang Jost. Für die fachliche und großzügige Unterstützung bei meiner sehr erfahrenen Kollegin Diana Zucker. Für das Kapitel »Gleichgewichtstraining!« auf der Nintendo Wii-Konsole bedanke ich mich bei meiner Kollegin Natali Minakov (Physiotherapeutin).

Für die Überarbeitung des Kapitels »Krafttraining« bei Fabian Blum (B. A. Sportwissenschaftler).

Für den LSVT-BIG-Patientenbericht bei Prof. Dr. Christian Offergeld, Facharzt für HNO-Heilkunde, der hervorragend geeignet war für diese Art der Therapie.

Für die Orthografie- und Formulierungshilfe geht mein Dank an meine Lebensgefährtin Simone Kottirsch sowie an Chefarzt-Sekretärin Tanja Fiesel.

Für die Exkurse danke ich: Professor Jost (Chefarzt Parkinson-Klinik Ortenau), Simone Wolber (Logopädin Parkinson-Klinik Ortenau), Diana Zucker (Physiotherapeutin Parkinson-Klinik Ortenau), Wiebke Zink (Psychologin Parkinson-Klinik Ortenau). Für die Zeichnung des Parkinson-Ungeheuers ein Danke an Emily Kottirsch.

Service

Literatur

Abe K, Uchida Y, Notani M: **Camptocormia in Parkinson's disease.** Parkinsons Dis 2010; Volume 2010, Article ID 267640, 5 pages

Bridgewater KJ, Sharpe MH. **Trunk muscle training and early Parkinson's Disease.** Physiother Theory Prac. 1997; 13: 139

Cruickshank TM, Reyes AR, Ziman MR. **A systematic review and meta-analysis of strength training in individuals with multiple sclerosis or Parkinson disease.** Medicine (Baltimore) 2015; 94(4): e411

Durmus B, Baysal O, Altinayar S et al. **Lower extremity isokinetic muscle strength in patients with Parkinson's disease.** J Clin Neurosci 2010; 17(7): 893–6

Ebersbach G. **Übende Therapie bei Morbus Parkinson.** Akt Neurol 2005; 32: 71–76

Farley BG, Koshland GF. **Training BIG to move faster: the application of the speed-amplitude relation as a rehabilitation strategy for people with Parkinson's disease.** Exp Brain Res 2005; 167: 462–7

Foramisano R, Pratesi L, Modarelli FT et al. **Rehabilitation and Parkinson's disease.** Scand J Rehabil Med 1992; 24 : 157–160

Giladi N, Kao R, Fahn S. **Freezing phenomenon in patients with parkinsonian syndromes.** Mov. Disord 1997; 12: 302–5

Hackney ME, Earhart GM. **Tai Chi improves balance and mobility in people with Parkinson disease.** Gait Posture 2008; 28: 456–60

Hackney ME, Earhart GM. **Effects on movement control in Parkinsons disease: a comparison of Argentine tango and American ballroom.** J Rehabil Med. 2009; 41: 475–81

Ingster LM, Eng JJ, et al. **Leg muscle strength is reduced in Parkinon's disease and relates to ability to rise from a chair.** Mov. Disord 2003; 18: 157–162

Kashihara K, Ohno M, Tomita S. **Dropped head syndrome in Parkinson's disease.** Mov Disord 2006; 21: 1213–1216

Keus S, Munneke M, Nijkrake M et al. **Physical therapy in Parkinson's disease: evolution and future challenges.** Movement disorders: official journal of the Movement Disorder Society 2009; 24 (1): 1–14

Koller WC, Kase S. **Muscle strength testing in Parkinson 's disease.** Eur Neurol 1986; 25: 130–133

Robichaud JA, Pfann KD, Vaillancourt DE et al. **Force control and disease servity in Parkinson's disease.** Mov. Disord. 2005; 20: 441–450

Tool T, Hirsch MA, Forkink A et al. **Effects of a balance and strength program on Parkinsonism: a preliminary study.** J Neurol Rehabil 2000; 10: 165–174

Nogaki H, Kakinuma S, Morimatsu M. **Movement velocity dependent muscle strength in Parkinson's disease.** Acta Neurol Scand. 1999; 99: 152

Pompeu JE et al. **Effect of Nintendo Wii ™based motor and cognitive training on activities of daily living in patients with Parkinson's disease: a randomized clinical trial.** Physiotherapy 2012; 98(3): 196–204

Sharififar S, Coronado RA, Romero S, Azari H, Thigpen M. **The effects of whole body vibration on mobility and balance in Parkinson disease.** A systematic review 2014 Jul; 39(4): 318–26

Scandalis TA, Bosak A, Berliner JC, Helman LL, Wells MR. **Resistance training and gait function in patients with Parkinson's disease.** Am J Phys Med Rehabil. 2001; 80(1): 38–43

Tsai CH, Lo SK,Lee LC et al. **Environmental risk factors of young onset Parkinson's disease: a case control study.** Clin Neurol Neurosurg 2002; 104: 328–333

Tseng IJ1, Yuan RY, Jeng C. **Treadmill Training Improves Forward and Backward Gait in Early Parkinson Disease.** Am J Phys Med Rehabil. 2015; 94(10): 811–9

Liebe Leserin, lieber Leser,

hat Ihnen dieses Buch weitergeholfen? Für Anregungen, Kritik, aber auch für Lob sind wir offen.
So können wir in Zukunft noch besser auf Ihre Wünsche eingehen.
Schreiben Sie uns, denn Ihre Meinung zählt!

Ihr TRIAS Verlag

support.thieme.com/de-DE • thieme.com/produktsicherheit

/trias.tut.mir.gut

/trias_verlag

natuerlich.thieme.de/natuerlich-gesund

www.trias-verlag.de/newsletter

Stichwortverzeichnis

Bibliografische Information der Deutschen Nationalbibliothek
Die Deutsche Nationalbibliothek verzeichnet diese Publikation in der Deutschen Nationalbibliografie; detaillierte bibliografische Daten sind im Internet über http://dnb.d-nb.de abrufbar.

Programmplanung: Simone Claß
Redaktion: Sabine Josten, Bochum
Bildredaktion: Christoph Frick
Umschlaggestaltung und Layout: CYCLUS Visuelle Kommunikation, Stuttgart

Bildnachweis:
Fotos im Innenteil: Holger Münch, Stuttgart
Zeichnungen: privat
Die abgebildeten Personen haben in keiner Weise etwas mit der Krankheit zu tun.

1. Auflage

© 2017 TRIAS Verlag in Georg Thieme Verlag KG
Rüdigerstraße 14, 70469 Stuttgart

Printed in Germany

Satz und Repro: Fotosatz Buck, Kumhausen
Gesetzt in Adobe InDesign CS6
Druck: Westermann Druck GmbH, Zwickau

Gedruckt auf chlorfrei gebleichtem Papier

ISBN 978-3-432-10339-6

Auch erhältlich als E-Book:
eISBN (PDF) 978-3-432-10340-2
eISBN (ePub) 978-3-432-10341-9

3 4 5 6

Wichtiger Hinweis: Wie jede Wissenschaft ist die Medizin ständigen Entwicklungen unterworfen. Forschung und klinische Erfahrung erweitern unsere Erkenntnisse. Ganz besonders gilt das für die Behandlung und die medikamentöse Therapie. Bei allen in diesem Werk erwähnten Dosierungen oder Applikationen, bei Rezepten und Übungsanleitungen, bei Empfehlungen und Tipps dürfen Sie darauf vertrauen: Autoren, Herausgeber und Verlag haben große Sorgfalt darauf verwandt, dass diese Angaben dem Wissensstand bei Fertigstellung des Werkes entsprechen. Rezepte werden gekocht und ausprobiert. Übungen und Übungsreihen haben sich in der Praxis erfolgreich bewährt.

Eine Garantie kann jedoch nicht übernommen werden. Eine Haftung des Autors, des Verlags oder seiner Beauftragten für Personen-, Sach- oder Vermögensschäden ist ausgeschlossen.

Geschützte Warennamen (Warenzeichen®) werden nicht besonders kenntlich gemacht. Aus dem Fehlen eines solchen Hinweises kann also nicht geschlossen werden, dass es sich um einen freien Warennamen handelt.

Das Werk, einschließlich aller seiner Teile, ist urheberrechtlich geschützt. Jede Verwertung außerhalb der engen Grenzen des Urheberrechtsgesetzes ist ohne Zustimmung des Verlags unzulässig und strafbar. Das gilt insbesondere für Vervielfältigungen, Übersetzungen, Mikroverfilmungen und die Einspeicherung und Verarbeitung in elektronischen Systemen.

Besuchen Sie uns auf facebook!
www.facebook.com/trias.tut.mir.gut

Lassen Sie sich inspirieren!
www.pinterest.com/triasverlag

FSC www.fsc.org
MIX
Papier | Fördert gute Waldnutzung
FSC® C110508